Endlich wieder gut schlafen

Gabriele Rossbach

Endlich wieder gut schlafen

Der ganzheitliche Schlafratgeber

O. W. Barth

www.fischerverlage.de

Erschienen bei O.W. Barth, einem Verlag
der S. Fischer Verlag GmbH, Frankfurt am Main
© S. Fischer Verlag GmbH, Frankfurt am Main 2010
Die Zeichnungen zu den Yogapositionen stammen von
design factory mc Martin Conradi
Satz: fotosatz griesheim GmbH
Druck und Bindung: CPI – Ebner & Spiegel, Ulm
Printed in Germany

ISBN 978-3-502-61219-3

Der Himmel hat den Menschen als Gegengewicht gegen die vielen
Mühseligkeiten des Lebens drei Dinge gegeben:
Die Hoffnung, den Schlaf und das Lachen.
Immanuel Kant

Der Schlaf ist für den ganzen Menschen,
was das Aufziehen für die Uhr.
Arthur Schopenhauer

Inhalt

BASISWISSEN

Vorwort

Schlaf ist nach wie vor ein rätselhaftes Phänomen. Wir sinken für viele Stunden in einen weitgehend bewusstlosen Zustand und kehren daraus regeneriert zurück. Doch die Wissenschaft ist diesem merkwürdigen Zustand mit allen verfügbaren technischen Errungenschaften auf der Spur, beobachtet die unterschiedlichen Schlafstadien hinsichtlich Dauer, Gehirnwellenmuster, Auswirkungen des Schlafs und seiner verschiedenen Phasen und erforscht die Folgen von Schlafentzug.

Dabei wurden von den Schlafforschern teilweise auch recht amüsante Beobachtungen zusammengetragen. Wussten Sie beispielsweise, dass Löwen rund 18 Stunden täglich schlafen? Schlangen sind ebenfalls Langschläfer und verschlafen das gleiche Zeitpensum. Giraffen hingegen gehören zu den Kurzschläfern im Tierreich, sie kommen mit 2 Stunden Schlaf pro Tag aus. Auch bei Menschen gibt es recht unterschiedlichen Schlafbedarf. Von Napoleon heißt es, er habe maximal 4 Stunden geschlafen, doch bei diesem vielzitierten Beispiel wird beharrlich verschwiegen, dass Napoleon einen täglichen Mittagsschlaf einlegte, diesen aber geheim hielt, um besonders dynamisch-aktiv zu wirken. Doch mit dem Mittagsschlaf kam er gesunderweise sicherlich auf ein deutlich höheres Schlafpensum – und griff mit diesem aufgeteilten Schlafrhythmus dem inzwischen aus Japan importierten Trend zum »Power-Napping« (kurzes Mittagsschläfchen im Büro oder wo sonst tagsüber möglich) vor.

Von unseren Zeitgenossen »outeten« sich Sabine Christiansen und Reinhold Beckmann als Kurzschläfer; vielzitierter Langschläfer hingegen war bekanntlich Albert Einstein, der regelmäßig 12 Stunden am Stück schlief. Inzwischen weiß man jedoch, dass nicht die

Schlafdauer, sondern in erster Linie die Schlafeffizienz, also vor allem die Anzahl und Dauer der Tiefschlafphasen, die Qualität und Erholsamkeit des Schlafs bestimmt.

Was immer die individuell optimale Schlafdauer sein mag: Fest steht, dass vollständiger Schlafentzug letztlich zum Tod führt. Experimente an Ratten zeigten, dass diese nach 28 Tagen des vollständigen Schlafentzugs eingingen. Sie begannen mehr und mehr zu fressen und nahmen dabei dennoch deutlich ab. Schließlich bekamen sie Geschwüre, konnten ihre Körpertemperatur nicht mehr kontrollieren, zitterten und starben nach 4 Wochen Schlafentzug an Infektionen.

Im Jahr 1965 wurde sogar einmal ein Versuch mit drastischem Schlafentzug an einem Menschen durchgeführt. Er hieß Randy Gardner und kämpfte 264 Stunden und 12 Minuten, also über 11 Tage, gegen den Schlaf. Nach 2 Tagen konnte er Gegenstände nicht mehr richtig fokussieren. Danach wurde er depressiv und bekam Gedächtnisausfälle. Später hielt er Schilder für Menschen und bekam weitere Halluzinationen. Seitdem wurde ein Versuch an Menschen nicht mehr durchgeführt, weil Mediziner diese Experimente als zu gefährlich ablehnten. Übrigens wurde im alten China Schlafentzug als eine Methode der Hinrichtung eingesetzt.

Jan Born, Schlafforscher an der Universität Lübeck, hat bei seinen aktuellen Lern- und Schlafstudien neue und verblüffende Erkenntnisse zum Thema Schlaf zutage gefördert. Hocheffizient für Lernprozesse und für die Abspeicherung neuen Wissens ist seinen Studien zufolge die nächtliche Beschallung mit Delta-Wellen, welche die Tiefschlafphasen optimieren und verlängern sollen. Studenten, die nachts im Schlaflabor mit (kaum hörbaren) Delta-Wellen beschallt wurden, lernten deutlich effektiver als ihre Kommilitonen, die normal schliefen.

Auf das wichtige und interessante Thema, wie man den erholsamen Tiefschlaf und damit die Schlafeffizienz verbessern kann, werden wir in den Kapiteln der schlaftherapeutischen Maßnahmen genauer eingehen, denn der Bedarf an schlaftherapeutischer Hilfe wird immer größer. Heutzutage leiden bereits Millionen von Bundesbürgern unter erheblichen Schlafstörungen, die entweder das Einschlafen oder das Durchschlafen behindern und dadurch Vitalität und Lebensqualität beeinträchtigen. Verschiedene aktuelle Studien haben gezeigt, dass über 20 % der Bevölkerung sogar von schwerwiegenden Schlafstörungen betroffen sind. Doch es gibt mittlerweile auch effiziente Methoden der Abhilfe, die im Gegensatz zur herkömmlichen Schlaftablette frei von schädlichen Nebenwirkungen sind und ein umfassendes Sortiment individueller und gesunder Therapiemaßnahmen bieten, um den erholsamen Schlaf wiederherzustellen.

Überblick

Diese Auswahl an Therapien, die Schlafstörungen heilen, wird in den folgenden Kapiteln ausführlich beschrieben. Bitte erschrecken Sie nicht über die Vielzahl der Methoden – Sie müssen sie nicht alle anwenden! Schon bei der Lektüre werden Sie feststellen, dass manche Methode Ihnen hilfreich und plausibel erscheint, eine andere wiederum nicht. Die Methoden, die Sie besonders ansprechen, sollten Sie für sich ausprobieren; vielleicht möchten Sie auch eine Kombination von Methoden für sich »maßschneidern«. Die Effizienz der Methoden geht jedenfalls über die »heiße Milch mit Honig« hinaus, und Sie besitzen damit ein umfangreiches Repertoire wirksamer und zugleich nebenwirkungsfreier Möglichkeiten.

Im theoretischen Teil des Buches können Sie sich zuerst einmal zum »Schlafexperten« ausbilden. Der Schlaf in seiner physiologischen Form und seinen Abläufen wird wissenschaftlich anschaulich erläutert. Es folgt eine Beschreibung der unterschiedlichen Arten von Schlafstörungen und deren (mehr oder weniger erfolgreichen) schulmedizinischen Behandlungsmethoden. Zunächst werden Sie also detailliert über den Schlaf, Schlafstörungen und Therapieformen informiert, so dass Sie auf kompetente Weise Ihr eigener Therapeut sein können und für sich die richtigen, wirklich passenden Hilfen finden und anwenden.

Dabei beschäftigen wir uns zunächst mit der sogenannten Schlafhygiene. Diese bezeichnet Maßnahmen, die eine Verbesserung des Schlafs versprechen. Die konsequente Befolgung der Schlafhygiene-Regeln wird mitsamt den optimalen schlaffördernden Bedingungen unsere Basis bilden. Sie erfahren in diesem Zusammenhang beispielsweise auch, wie *Schlafkonditionierung* funktioniert oder weshalb beispielsweise regelmäßige Schlafenszeiten wichtig sind;

wozu ein *Nachtgedankenbuch* dient und weshalb ein »Betthupferl« tatsächlich schlaffördernd wirkt. Natürlich werden auch die guten alten Hausmittel aufgeführt, ebenso wie homöopathische Mittel und pflanzliche Präparate. Der Erfolg unserer Schlafstörungstherapie wird sich durch die sanfte Unterstützung bewährter Hausmittel oder pflanzlicher und homöopathischer Medikamente umso schneller einstellen.

Sie finden Beschreibungen der gängigen schulmedizinischen Therapieformen, von der sogenannten *Schlafrestriktionstherapie* bis zur *Lichttherapie*. Die verschiedenen Versionen der Schlafrestriktion sind so konkret erläutert, dass Sie diese Methoden bei für Sie passender Indikation selbständig anwenden können.

Wir werden uns auch mit ganz neuen Aspekten und Methoden beschäftigen, zum Beispiel mit der sanften Stimulation der Gehirnwellenfrequenz über sogenannte *Delta-Klangwellen*. Forschungsergebnisse von Schlaflaboren diverser Universitäten haben, wie bereits erwähnt, gezeigt, dass die Gehirnwellenfrequenz durch die Beschallung mit Delta-Wellen umso leichter ins Tiefschlafmuster übergeht. Es könnte den Versuch lohnen, ob Sie durch die Beschallung mit Delta-Klangwellen, die genau der Gehirnwellenfrequenz des Tiefschlafs entsprechen, tatsächlich eine Verbesserung Ihres Tiefschlafs erreichen.

Ein wichtiges und neues Thema in der Schlafstörungstherapie ist die »Schlaf-Chemie« unseres Organismus. Damit ist die Produktion der für den Schlaf erforderlichen Botenstoffe gemeint. In den Kapiteln über *Serotonin, L-Tryptophan* und *Melatonin* werden diese Botenstoffe, die mit der Qualität und Dauer unseres Schlafes zu tun haben, ebenso beschrieben wie deren »feindliche«, also Schlaf verhindernden Botenstoffe *Cortisol, Adrenalin* und *Noradrenalin,* und wodurch deren Produktion ausgelöst wird.

Hierbei ist wichtig zu wissen, dass die Produktion der Botenstoffe, die den Schlaf ermöglichen und vertiefen, unter anderem durch bestimmte Nahrungsmittel verstärkt (oder gedrosselt) werden kann. L-Tryptophan und Melatonin kann man zwar auch als Medikament direkt einnehmen, doch die garantiert nebenwirkungsfreie Lösung besteht darin, den Körper mehr von den Schlaf anstoßenden Stoffen produzieren zu lassen – unter anderem durch Nahrungsmittel, die die Produktion dieser Stoffe ankurbeln und damit sozusagen als »Schlafnahrung« dienen und dem Körper ein echtes »Betthupferl« mitgeben.

Die Chemie des Schlafes wird aber auch sehr stark durch Ihren emotionalen Zustand, die Art des Denkens und den Grad der Gelassenheit und Entspannung beeinflusst. Auf dieses Wechselspiel zwischen innerer Einstellung, Denken und der Produktion bestimmter Schlaf-Botenstoffe werden wir ausführlich eingehen, um diesen Zusammenhang für Sie fruchtbar zu machen und zu verbessern.

Ebenso werden wir die in unserem Stoffwechsel existierenden schlaffeindlichen Botenstoffe Cortisol und Adrenalin ins Visier nehmen und Möglichkeiten sondieren, diese Botenstoffe vor allem gegen Abend auszuschalten.

Doch das Zusammenspiel all der Botenstoffe in unserer Schlafchemie ist sehr komplex, und genauso komplex und ganzheitlich werden wir auf dieses Zusammenspiel eingehen, um es zu optimieren.

Eine interessante Option stellt in diesem Zusammenhang das natürliche Schlafmittel Melatonin dar, das in den USA als natürliches Schlafmittel frei erhältlich ist und sich dort großer Beliebtheit erfreut. Es gibt Vorteile, aber auch Risiken bei der Einnahme von Melatonin, unserem natürlichen, körpereigenen Schlafstoff, die ausführlich erörtert werden. Dieses Mittel scheint in jedem Fall eine gründliche Abwägung wert zu sein, vor allem im Vergleich zu herkömmlichen pharmazeutischen Schlafmitteln.

Eine sehr maßgebliche Rolle bei Schlafstörungen spielt natürlich die Psyche. Wie sicherlich jeder schon einmal erfahren hat, entstehen durch Stress, psychische Probleme oder Belastungen gravierende Störungen des Schlafs. Mentale Überaktivität in Form zahlloser wichtiger und unwichtiger Gedanken führt dazu, nicht abschalten zu können und keinen Schlaf zu finden. Zu dieser Problematik werden Sie mit mentalem Training sowie gezieltem Stress- und Problembewältigungstraining vertraut gemacht. Dieses Training ist darauf ausgerichtet, psychisch und mental wieder innere Ruhe, Souveränität und Ausgeglichenheit zu finden, auch wenn die Sorgen verursachenden Probleme nicht immer unmittelbar zu lösen sein mögen. Sollten »erlernte« Schlafstörungen – zum Beispiel durch Schichtarbeit oder durch nächtliche Babyfürsorge – ihre Schlafprobleme hervorgerufen haben, können Sie diese über die Methode der Dekonditionierung auch wieder »verlernen«.

Sie bekommen effiziente Werkzeuge an die Hand, angefangen vom Nachtgedankenbuch bis hin zu Ihrem persönlichen Krisenmanagement. Trotz vielleicht sehr belastender Probleme ermöglichen Ihnen die Stressbewältigungsmethoden, mehr psychische Ausgeglichenheit, Selbstvertrauen und Gelassenheit im Alltag zu entwickeln – eine seelische Grundhaltung, die das entspannte Sich-in-den-Schlaf-Fallenlassen überhaupt erst ermöglicht. Psychische Stabilität und Gesundheit sind durch Konfliktbewältigungsstrategien sogar recht einfach trainierbar.

Eine solche Gelassenheit und entspannte, belastbare Psyche sind nicht nur für guten Schlaf wichtig, sondern auch für Ihre allgemeine Lebensqualität und Gesundheit. Gelassene Entspanntheit und eine gesunde Psyche schenken Ihnen mehr körperliche Gesundheit, mehr Lebensenergie und umgekehrt ganz von selbst einen besseren und tieferen Schlaf.

Das Erlernen wirksamer Entspannungsmethoden ist daher, wenn Sie unter Schlafproblemen leiden, unentbehrlich. Die beiden wichtigsten und bekanntesten Entspannungstechniken – die *Progressive Muskelentspannung* nach Jacobson und das *Autogene Training* – werden Ihnen deshalb in kurzer, leicht umsetzbarer Form vorgestellt. Außerdem lernen Sie unauffällig einsetzbare Atemübungen, die Aufregung, Ärger, Anspannung und Stress auch tagsüber schnell aufzulösen vermögen.

Zur guten Schlafvorbereitung können Sie unter anderem auch *Schlaf-Yoga* einsetzen, um ein baldiges, entspanntes Einschlafen zu ermöglichen. Die vier speziell auf Schlaf und tiefe Entspannung abgestimmten Yoga-Dehnungen erfordern keine besondere Gelenkigkeit und sind ganz einfach im Bett liegend zu praktizieren. Sie ermöglichen eine ganzheitlich tiefe körperliche und seelische Entspannung, indem sie Anspannung im Körper *und* im Nervensystem auflösen. Es entsteht ein wohliges, schläfriges Gefühl, aus dem man wie von selbst in den Schlaf sinkt. Daher werden diese Yoga-Dehnungen als Schlaf-Yoga bezeichnet, im Gegensatz zu anderen Yoga-Übungen, die eher aktivierend wirken.

Diese körperlichen Übungen wirken vor allem entspannend auf den Körper und die Emotionen. Nachdem Sie diese anzuwenden gelernt haben, können Sie auch Ihre **gedankliche und geistige Aktivität** gezielt harmonisieren und entspannen, indem Sie (am besten zusätzlich) die wohltuenden Visualisierungen der *Einschlafmeditationen* einsetzen.

Die darin beschriebenen Traumreisen und Bildmeditationen basieren auf der Tiefenpsychologie der Jungschen Archetypenlehre und harmonisieren Ihre Psyche und Ihr Unterbewusstsein zunehmend mit jeder Anwendung. Sie bilden eine Quelle für mentales und emotionales Wohlbefinden; sie schenken Ihnen angenehme Träume und verbessern den Tiefschlaf.

Wir werden also viele Register ziehen und sämtliche psychischen und physischen Ebenen einbeziehen, damit Sie den ersehnten, wohltuenden, guten und tiefen Schlaf wiederfinden.

* * *

Bevor wir Ihre maßgeschneiderte Selbsttherapie mit Hilfe Ihres Schlaftherapie-Plans beginnen, werden wir vorher mit Hilfe eines dreiwöchigen *Schlaftagebuchs* Ihre individuelle Schlafdiagnose erstellen. Damit finden wir nicht nur heraus, wie viel Schlaf Sie tatsächlich benötigen, um optimal fit zu sein, sondern decken auch Angewohnheiten auf, die Ihren Schlaf sabotieren. Außerdem lassen sich damit die Ursachen einer konditionierten, also erlernten Schlafstörung erkennen.

Im letzten Teil des Buches finden Sie bewährte Kombinationsmöglichkeiten der unterschiedlichen Therapien und Methoden, die auch bei gravierenden Schlafstörungen bald wieder für schnelles Einschlafen und tiefes Durchschlafen sorgen. In kurzer Zeit werden sich Ihre individuell wirksamsten Methoden herauskristallisieren, die Sie dann langfristig einsetzen sollten – oder zumindest so lange, bis Schlaf für Sie kein Thema mehr ist und Sie wieder gelernt haben, tief und friedlich durchzuschlafen wie in der Kindheit.

Erfahrungsgemäß dauert es im Durchschnitt 2 bis 12 Wochen konsequenter Anwendung der Methoden, bis sich die erwünschte Heilung* von den jeweiligen Schlafstörungen eingestellt hat. Die Teilnehmer meiner schlaftherapeutischen Kurse hatten nach maximal 12 Terminen ihr angestrebtes, ideales Schlafpensum erreicht und stabilisiert.

Abschließend finden Sie neben den wissenschaftlichen Quellen auch Adressen von Selbsthilfegruppen, Schlaflaboren und Spezialisten.

---

* Dies bezieht sich auf Schlafstörungen, die nicht durch *Schlafapnoe, Restless-Legs-Syndrom, schwere Depressionen* oder andere ernsthafte psychische Erkrankungen bedingt sind.

BASISWISSEN

Der Schlaf

Wie viel Schlaf brauchen wir?

Rund ein Drittel seines Lebens verschläft der Mensch. Das sind in 75 Lebensjahren immerhin 25 Jahre, die wir »nutzlos« verbringen. **Es stellt sich die Frage: Wozu brauchen wir überhaupt Schlaf?** Eine eindeutige Antwort kann die Wissenschaft auch heute noch nicht darauf liefern. Doch wir wissen, dass wir den Schlaf zur Erholung des Körpers benötigen, denn der Körper und seine Zellen regenerieren sich im Schlaf, und nur durch ausreichenden Schlaf wird die tagsüber benötigte Vitalität und gute Laune ermöglicht.

Viele von Schlafstörungen Betroffene haben allerdings falsche und häufig auch angstbesetzte Vorstellungen über die Natur des normalen, gesunden Schlafes etwa in der Art: »Zu einem gesunden Schlaf gehört es, nachts nicht aufzuwachen« oder »Ich muss 9 Stunden durchschlafen, um fit zu sein«. Nicht selten sind es solche Gedanken, die zur Aufrechterhaltung einer Schlafstörung beitragen (siehe Kapitel »Teufelskreis«). Grundbestandteil jeder Therapie und auch jeder Form von Selbsthilfe sollte daher sein, sich über den normalen, gesunden Schlaf zu informieren. 7 bis 8 Stunden gelten als die durchschnittliche Normaldauer eines gesunden Schlafes. Hier gibt es allerdings individuelle Unterschiede. Der Schlaf ist dann gesund und ausreichend, wenn wir uns am nächsten Tag seelisch und körperlich wohlfühlen. **Es kommt weniger auf die Schlafdauer an als auf die Qualität des Schlafes** und natürlich auf das individuelle Schlafbedürfnis des Einzelnen. Dieses kann sehr unterschiedlich sein. Unterstellen wir dem bereits zitierten Kurzschläfer Napoleon mit seinem geheim gehaltenen Mittagsschlaf ein Schlafpensum von 6 Stunden, behauptete der Erfinder der Glühbirne, Thomas Edison, mit nur 2 Stunden Nachtruhe auszukommen. Bei manchen dieser Herren mag das Image des kernig wachen, leistungsfähigen Kurzschläfers zu einer leichten Abwandlung der Fakten geführt haben. Zwei Stunden Schlaf pro Nacht gelten jedenfalls laut Schlafforschung als pathologisch und nicht ausreichend. Da wirkt der bekennende Langschläfer Albert Einstein mit seinem 12-Stunden-Schlafpensum erfrischend ehrlich. Das Schlafbedürfnis ist jedenfalls individuell recht verschieden; entscheidendes Kriterium ist, wie fit und leistungsfähig man sich tagsüber fühlt. Wir haben auch in verschiedenen Altersphasen unterschiedlichen Schlafbedarf. Kleinkinder haben zahlreiche kürzere tiefe Schlafphasen, Erwachsene meistens eine lange Schlafphase, im hohen Alter finden sich wieder mehrere kurze, aber eher leichte Schlafphasen.

Die tägliche Schlafzeit kann also je nach persönlichem Schlafbedürfnis zwischen 6 und 12 Stunden betragen. Es besteht auch bei kurzen oder eventuell mehrfach unterbrochenen Schlafzeiten kein Anlass zur Sorge, solange der Schlaf erholsam ist und keine Tagesschläfrigkeit auftritt.

Sollte es jedoch der Fall sein, dass Sie sich tagsüber meistens müde und zerschlagen fühlen, können Sie Ihren Schlaf im Schlaflabor untersuchen lassen. Diese sogenannte *Polysomnographie* kann neuerdings sogar ambulant zu Hause durchgeführt werden. Die apparative Messung des Nachtschlafes wird im Anschluss detailliert mit dem untersuchenden Facharzt hinsichtlich der folgenden Kriterien analysiert:

- Welche Anteile des eigenen Schlafprofils sind gesund? (Verlauf der Schlafstadien: Tiefschlafverteilung und REM-Schlafverteilung und deren Gesamtanteil am Schlaf; Aufwachhäufigkeit etc.). Welche Schlafphasen sind gestört? (Wachanteile, Schlaftiefe, Schlafarchitektur, Weckreaktionen im EEG; eventuell organische Störfaktoren)

● Wie hat man selbst die Diagnosenacht erlebt? Gibt es eine Diskrepanz zwischen der eigenen Einschätzung und der EEG-Messung? Häufig findet sich eine »Wahrnehmungsdiskrepanz«, zum Beispiel in der Form, dass die Einschlafdauer überschätzt und die Schlafdauer unterschätzt wird.

Über eine solche Schlafdiagnose erhalten Sie im Zweifelsfall Aufschluss darüber, ob organische Probleme vorliegen, die ärztlich therapiert werden müssen.

Die Schlaf- und REM-Phasen*

In jeder Nacht durchlaufen wir 4 bis 5 Schlafzyklen, die jeweils bis zu 90 Minuten dauern. Jeder Schlafzyklus umfasst wiederum mehrere Schlafstadien, die per EEG definiert sind. Im ersten Schlafstadium befinden wir uns in der Einschlafphase *(Theta-Wellen)*. Im zweiten Stadium befinden wir uns im Leichtschlaf, der Träume und REM-Schlaf beinhaltet. Es folgen mitteltiefer Schlaf und schließlich Tiefschlaf.

Im leichten Schlaf tauchen immer wieder die sogenannten REM-Phasen auf. Letztere sind durch schnelle Bewegungen der Augen unter den Lidern (Engl.: Rapid Eye Movements) gekennzeichnet. Diese drei Schlafphasen in unterschiedlicher Länge durchlaufen wir ungefähr alle 90 Minuten.

---

*Im Folgenden sind unter anderem die Erkenntnisse des Schlafforschers Werner Stangl kurz resümiert.

Zu Beginn der Nacht besitzen die Schlafzyklen einen hohen Anteil an Tiefschlaf und nur kurze REM-Phasen. Später verlängern sich die REM-Phasen. Doch die meiste Zeit befinden wir uns im Leichtschlaf. Schlafforscher vermuten, dass der Mensch den Leichtschlaf braucht, um überhaupt in die wirklich tiefen und erholsamen Schlafphasen gelangen zu können.

Es mag einige freuen zu hören, dass bei einer systematischen Verkürzung des Schlafes dies zunächst nur zu Lasten des Leichtschlafs geht. Die Schlafdauer kann bis auf eine individuell verschiedene Mindestschlafzeit von etwa 5 bis 6 Stunden reduziert werden, ohne dass die Schlafregeneration zwingend darunter leidet.

Die Nachtruhe ist normalerweise in der ersten Hälfte durch längere Tiefschlafphasen gekennzeichnet. In der zweiten Nachthälfte wird der Schlaf dann leichter, und die Dauer der REM-Phasen nimmt zu. Es wird vermutet, dass der Tiefschlaf insbesondere für die körperliche Erholung wie auch für die Lernfähigkeit des Gehirns verantwortlich ist. Hier die Darstellung des typischen Schlafverlaufs (der REM-Schlaf ist dunkelgrau markiert):

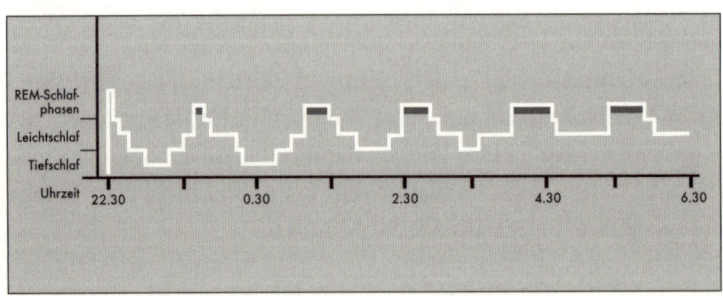

Untersucht man die Frequenzbereiche eines EEGs beim Menschen, dann finden sich insgesamt 6 verschiedene Formen von Gehirnaktivitäten:

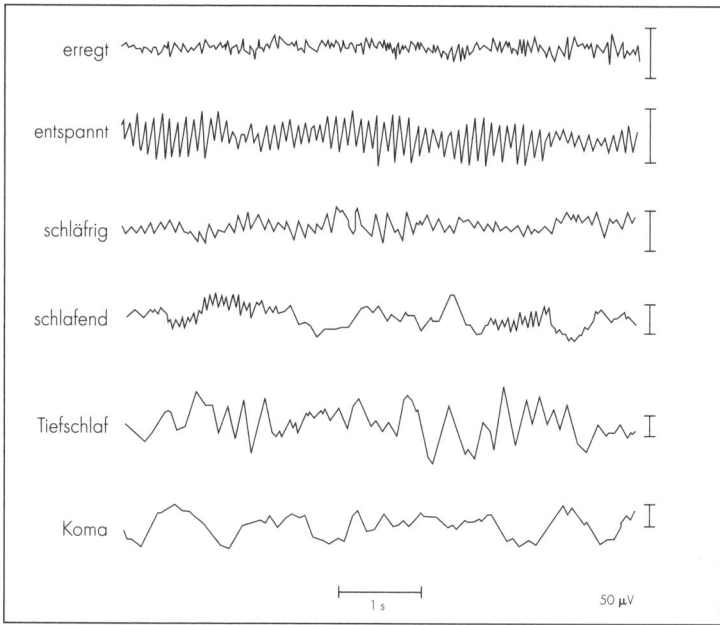

erregt

entspannt

schläfrig

schlafend

Tiefschlaf

Koma

1 s   50 µV

Meistens treten die Hirnwellenmuster in einer Mischung auf – reine Wellenmuster in einer Frequenz sind selten. Von hoch- nach niedrigfrequent geordnet stellen sie sich folgendermaßen dar:

- **Gamma-Aktivität = 38 bis 100 Hz** wurden zuletzt entdeckt und sind bisher am wenigsten erforscht. Sie werden bei **körperlichen und geistigen Spitzenleistungen** *(peak performance)* gemessen. Auch bei Angstzuständen, Schizophrenie und Hyperaktivität treten Gamma-Wellen auf. Ebenso wurden bei sogenannten transzendenten Erfahrungen, einem Gefühl universeller Einheit und Verlust des Ich-Gefühls hochfrequente Gamma-Aktivität beobachtet.

- **Beta-Aktivität = 15 bis 38 Hz.** Die Beta-Frequenzen **entsprechen dem normalen Wachbewusstsein** und der nach außen gerichteten Aufmerksamkeit, dem logischen und prüfenden Denken. Die höheren Frequenzen der Beta-Aktivität werden besonders bei innerer Unruhe, Angst oder Stress beobachtet.

27

- **Alpha-Aktivität = 8 bis 14 Hz.** Diese Frequenz tritt **während einer gelösten und entspannten Grundhaltung** auf. Auch beim Tagträumen oder Visualisieren finden sich diese Hirnwellen. Im oberen Bereich ist der Zustand noch lebendig und bunt. Der sogenannte kreative *Flow* beim künstlerischen Tun ist häufig mit dieser Alpha-Frequenz verbunden.

- **Theta-Aktivität = 4 bis 8 Hz.** Diese Muster zeigen sich **während des Träumens.** Diese niedrigen Frequenzen gehen mit unbewussten Zuständen einher, sie wurden auch **bei tiefer, stiller Meditation** geübter Meditierender gemessen.

- **Delta-Aktivität = 0,5 bis 4 Hz.** Delta-Wellen sind die Hirnwellen mit der niedrigsten Frequenz und stellen den unbewussten Bereich und den **Bereich des Tiefschlafs** dar.

Der Verlauf vom Einschlafen bis zum Tiefschlaf stellt sich folgendermaßen dar:

1. **Übergang vom Wachen zum Schlafen**
Die Beta-Wellen sinken in den niedrigen Bereich um die 15 Hz, was mit dem Übergang vom Wachen zum Schlafen verbunden ist.

2. **Einschlaf-Phase**
Im Einschlafstadium zeigt sich niedrige Alpha-Wellen-Aktivität (10 Hz).

3. **Leichter Schlaf**
In dieser Phase werden Wellen niedriger Amplitude von 7 bis 10 Hz gemessen.

4. **Mittelmäßig tiefer Schlaf**
In dieser Phase tauchen Theta-Wellen um die 5 bis 7 Hz auf.

5. **Tiefschlaf-Phase**
In diesem Stadium zeigt sich eine langsame Delta-Aktivität von 0,5 bis 4 Hz.

Der Tiefschlaf und auch der REM-Schlaf sind für die Erholung von Körper und Geist am wichtigsten. Die Reihenfolge der Schlafphasen ist bei allen Menschen gleich – sie variieren lediglich in ihrer Länge. Am Schlafprofil einer Nacht ist zu erkennen, dass die Schlafstadien in eineinhalbstündigen Schlafzyklen ablaufen und Schlafende etwa alle eineinhalb Stunden in einen speziellen Zustand verfallen. Die Herzfrequenz erhöht sich ebenso wie die Atemfrequenz, und die Augen wandern bei geschlossenen Lidern langsam hin und her. Dieser Zustand ist häufig begleitet von sexueller Erregung sowie Muskelaktivitäten in den Armen und Beinen und in der Gesichtsmuskulatur.

Im REM-Schlaf kommt es hingegen häufig zu einer totalen Muskelerschlaffung, die den meisten Menschen auch bekannt ist als das Gefühl, sich im Traum nur wie gelähmt bewegen zu können. Ausschließlich die Augen bewegen sich dabei sehr schnell unter geschlossenen Lidern hin und her. Aufgrund dieser Erschlaffung findet in dieser Phase selten eine stärkere Bewegung oder Änderung der Körperhaltung statt. Erstaunlich ist dabei jedoch, dass fast jede REM-Phase mit einer grobmotorischen Reaktion beginnt. Während einer achtstündigen Schlafdauer werden im Schnitt 3 bis 6 REM-Phasen gemessen, daher gelten **5 Schlafzyklen inklusive 5 REM-Phasen als Durchschnitt.**

Charakteristika der REM-Phasen

Die vegetativen Funktionen sind im REM-Schlaf leicht erhöht: Die Atmung beschleunigt sich, es treten penile Erektion und vermehrte vaginale Durchblutung auf. Adrenalin ist in der Körperperipherie erhöht. In REM-Phasen kommt es häufiger zu Herzattacken. Magen- und Duodenumaktivität steigen (deshalb treten Schmerzen bei Magen- und bei Zwölffingerdarmgeschwüren häufiger nachts auf). Die Temperaturregulation ist während des Schlafes aufgehoben, Schwitzen und Zittern verschwinden unabhängig von der Außentemperatur. Gleichzeitig werden vermehrt Wachstumshormone ausgeschüttet. Die Gehirndurchblutung steigt während der REM-Phase um 3–12% an und erreicht Werte wie bei wacher Aufmerksamkeit.

Die REM-Dauer beträgt durchschnittlich 10 Minuten und wird im Verlauf des Schlafes länger. So steigert sich der REM-Anteil von anfänglich 5 bis 10 Minuten auf mehr als 20 Minuten in der letzten Phase, aus der man in der Regel erwacht. Der REM-Schlaf beträgt beim Erwachsenen ca. 104 Minuten mit einer Streubreite von etwa 16 Minuten. Das heißt, dass der REM-Schlaf bis zu einem Viertel der gesamten Schlafdauer einnehmen kann.

Es wird vermutet, dass die REM-Phase die intensivste Traumphase ist, denn in dieser Phase geweckte Versuchspersonen berichten über teilweise dramatische Träume. Die darauf basierende Schlussfolgerung lautete: Der Mensch träumt nur in den REM-Phasen. Heute wissen wir jedoch, dass der Mensch während des gesamten Schlafs träumt, aber in den REM-Phasen besonders intensiv. Die Schlussfolgerung »REM-Phase = Träumen« greift damit zu kurz.

REM-Schlaf tritt auch bei allen Säugetieren auf – allerdings macht er bei verschiedenen Arten einen ganz unterschiedlichen Schlafanteil aus. Offenbar ist der REM-Anteil bei Tieren, die sehr ausgereift geboren werden, geringer als bei Tieren, die nach der Geburt noch »nachreifen« müssen. Zu diesen zählt bekanntlich auch der Mensch. Er besitzt allerdings nicht den höchsten Anteil an REM-Schlaf, denn beispielsweise Igel, Oppossums und Schnabeltiere sind dem Menschen da voraus. Auch mit Intelligenz scheint der Anteil an REM-Schlaf nicht zwingend zu tun zu haben, denn Wale und Delfine, die als recht klug gelten, fallen kaum in REM-Schlaf. Von ihnen ist allerdings auch bekannt, dass sie nie fest schlafen, sondern dass ihre Hirnhälften *abwechselnd* in den typischen Schlafzustand verfallen, sie sind also immer zumindest »halb« wach.

Die Funktion des Träumens

Bislang bewegt sich die Wissenschaft zur Funktion des Träumens noch auf etwas unsicherem Boden, die Erkenntnisse weichen stark voneinander ab und sind häufig eher spekulativ. Hier einige Stimmen aus der aktuellen Forschung zu Träumen:

Laut Kai Althoetmar glauben Forscher heute erklären zu können, warum Träume so emotional aufgeladen sind. Mit dem so genannten PET-Verfahren *(Positronen-Emissions-Tomographie)* können im Schlaf aktive Teile des Gehirns sichtbar gemacht werden. Es zeigte sich, dass das limbische System während der REM-Phase besonders aktiv ist. Dieser Teil des Gehirns ist für Empfindungen und Gefühle zuständig und sorgt während der REM-Phasen für bizarre und emotionale Träume.

Möglicherweise hat die Wissenschaft auch einen Zusammenhang zwischen Wünschen und Träumen aufgedeckt. Der Londoner Traumforscher Mark Solms fand heraus, dass Patienten mit einer Schädigung im vorderen Hirnlappen oft nicht mehr träumen. Dieser Teil des Gehirns ist vor allem für Motivation und Antrieb zuständig – und damit auch für Wünsche. Diese These würde Sigmund Freud, der Vater der Traumdeutung, bestätigen. Schließlich waren Träume für ihn der »Versuch einer Wunscherfüllung«. Freud zufolge entstehen Träume, wenn mächtige Wünsche den Schlafenden zu wecken drohen. Doch Solms' These teilen nicht alle Wissenschaftler.

Marcel Falk wiederum geht der Vermutung nach, ob Träume für die Gedächtnisleistung und somit für die Lernfähigkeit des Menschen wichtig sind. Die Deutung von Schlafmedizinern umfasst hier sowohl die Verarbeitung emotionaler Inhalte als auch die Bewältigung und Speicherung von Erlebnissen. Doch dies ist vorläufig noch ein Bereich der Spekulation und bedarf weiterer Forschung.

Die moderne Traumdeutung geht davon aus, dass Träume das Gedächtnis ordnen. Dem Schlafenden gehen manchmal Bilder und Eindrücke des vergangenen Tages durch den Kopf, allerdings in wilder Form und unsystematischer Reihenfolge. Darunter mischen sich sogar Eindrücke von weit zurückliegenden Ereignissen, wie Forscher um Robert Stickgold von der Harvard-Universität in Boston beobachteten.

Besonders befremdlich und bizarr werden aber erst die Traumgebilde der REM-Phasen, die – wie schon erwähnt – vor allem gegen Morgen immer länger andauern. Äußerlich sind sie leicht daran zu erkennen, dass sich die Augen unter geschlossenen Lidern schnell hin und her bewegen, die Atmung schnell und unregelmäßig geht und die Muskulatur dabei wie ausgeschaltet scheint. Dies wird damit begründet, dass sich der Körper vom Gehirn abkoppelt, um die wilden Traum- und Hirngespinste während des REM-Schlafs nicht in Form ebenso wilder Bewegungen mitmachen zu müssen. Das Gehirn agiert in solchen Traumphasen enthemmt, die auf Logik achtenden Instanzen sind abgestellt.

Einige Forscher versuchten, Lernprozesse direkt am Gehirn von schlafenden Menschen und Tieren zu beobachten. Schlafende scheinen vor allem in den REM-Phasen Lerninhalte abzuspeichern. Interessanterweise steigt zum Beispiel der Anteil des REM-Schlafs bei Menschen und Tieren nach einem mit Lernen angefüllten Tag. Ist das Neue abgespeichert und erlernt, wie etwa ein neuer Bewegungsablauf, nimmt der REM-Anteil des Schlafes wieder ab.

Auch der Schlafmediziner Stickgold vermutet, dass das Gehirn während der REM-Phasen und der damit einhergehenden Gefühlsintensität frische Gedächtnisinhalte prüft und entscheidet, was der Schlafende sich merken soll. Dass man im Schlaf tatsächlich lernt, zeigte Stickgolds Forschungsteam kürzlich mittels einer Schlafentzugs-Studie.

Mehrere Versuchspersonen übten einen ganzen Tag lang, um die Richtung von schrägen Balken zu erkennen, die auf einem mit waagrechten Strichen überzogenen Bildschirm kurz aufblinkten.

Nach dem Trainingstag wurden einige der Probanden in der Nacht und am nächsten Tag wach gehalten, durften danach aber zwei Nächte normal durchschlafen. Nach diesem Schlafentzug und dem erneuten Nachtschlaf setzten sich die Teilnehmer wieder vor ihren Bildschirm. Es zeigte sich, dass sie nichts dazugelernt hatten. Es fiel ihnen genauso schwer wie beim ersten Mal, die Richtung der schrägen Balken anzugeben. Jene Teilnehmer hingegen, die man normal hatte schlafen lassen, erzielten deutlich bessere Ergebnisse.

Dies bestätigen auch andere »Aufweckstudien«, die auf ein Lernen in den REM-Phasen schließen lassen. Wurden Versuchspersonen immer geweckt, sobald sie in REM-Schlaf verfielen, lernten sie kaum. Weckten die Forscher sie dagegen erst nach den REM-Phasen, hatten sie keine Lerneinbußen.

Laut Marcel Falk setzt das Gehirn für den Lernprozess eine komplexe biochemische Maschinerie in Gang, welche die Nervenzellen neu vernetzt und so die fragilen Erinnerungen des Tages im Gehirn speichert. Dazu wird in REM-Phasen ein bestimmtes Gen aktiviert, das solche Strukturänderungen einleitet. Die im Schlaf vermehrt produzierten Eiweiße werden für den Umbau dieser Nervenstrukturen verantwortlich gemacht.

Doch die Forschungsergebnisse zum Thema Träumen und Lernen sind umstritten. Der Schlafforscher Jerome Siegel von der Universität von Kalifornien in Los Angeles führt im Fachmagazin *Science* hierzu mehrere Gegenargumente an. Demnach haben beispielsweise Menschen, die jahrelang REM-Phasen unterdrückende Antidepressiva schlucken, keine Gedächtniseinbußen. Auch bei Patienten, die nach Hirnschädigungen keinen REM-Schlaf mehr haben, funktioniere das Gedächtnis normal.

Viele Physiologen sind jedoch der Ansicht, dass Träume schlichtweg eine Begleiterscheinung neuronaler Entladungssequenzen des Hirnstamms sind. 1977 stellten die US-Hirnforscher Robert McCarley und Allan Hobson erstmals die Theorie auf, Träume seien lediglich chaotische Aktivitätsgewitter in der Hirnrinde, ausgelöst durch Neuronen im Stammhirn. Nach dieser Theorie sind für die Träume wirre Impulsserien aus tieferen Gehirnregionen verantwortlich, die von höheren Gehirnregionen zu Bildkomplexen zusammengefasst werden. Die sogenannten Bildkomplexe seien aber wirr, da das Gehirn möglicherweise überfordert sei, diese »Impulsgewitter« in vernünftige Bilder zu übersetzen. Deshalb seien viele Träume derart bizarr und verwirrend.

Gemäß diesen und anderen Forschern lautet die Erklärung, dass Träume nicht mehr darstellten als eine biochemische Gehirnerholung vermittels neuronaler Entladung.

Der biologische Rhythmus des Schlafens und Wachens

Unsere innere Uhr, die unsere Temperaturrhythmik, den Schlaf-Wach-Rhythmus und viele andere Körperfunktionen (zum Beispiel die Ausschüttung bestimmter Hormone) steuert, tickt ziemlich genau im 24-Stunden-Takt. So schwankt die Körpertemperatur im Verlauf eines 24-Stunden-Tages durch die biologische Regulation der inneren Uhr um rund 1 bis 2 Grad Celsius. Wenn wir morgens aufwachen, ist die Körpertemperatur noch relativ niedrig. Im Verlauf des Tages steigt sie an und erreicht nachmittags ihren Höhepunkt; gegen Abend beginnt sie wieder zu sinken und erreicht in den frühen Morgenstunden, während wir noch tief schlafen, den niedrigsten Punkt. Auch unser Schlaf-Wach-Rhythmus wird ganz wesentlich von unserer inneren Uhr gelenkt und ist eng an die Körpertemperaturschwankungen gekoppelt.

Die Leistungstiefs beispielsweise, die Sie am Vormittag, nach dem Mittagessen und nachmittags erleben, sind Ausdruck Ihrer biologischen Rhythmen. **Ist Ihnen schon einmal aufgefallen, dass Ihre Müdigkeit und Ihre Leistungsfähigkeit am Tage immer zeitlichen Schwankungen unterliegen, nach sehr gutem Schlaf ebenso wie auch nach durchwachten Nächten?**

Nach einer schlaflosen Nacht können Sie womöglich erleben, dass die tiefe Müdigkeit am Morgen in den Vormittagsstunden verschwindet und am Nachmittag oft verstärkt wiederkehrt. **Wir unterliegen nämlich einer Art Biorhythmus gesteuert von unserer inneren Uhr.** Unabhängig von unserem Schlafpensum übt dieser biologische Rhythmus einen erheblichen Einfluss darauf aus, wann wir schläfrig werden, ob wir uns gerade aktiv und leistungsfähig fühlen, gereizt oder hungrig sind und vieles andere mehr. Die Tatsache, dass viele Menschen immer zur gleichen Zeit wach werden und manche sogar ganz ohne Wecker zu einem bestimmten Zeitpunkt morgens erwachen, ist natürlich auch auf diese innere Uhr in unserem Gehirn zurückzuführen. Die innere Uhr beeinflusst unsere gesamten biochemischen Vorgänge und biologischen Rhythmen, unter anderem den Rhythmus der Körpertemperatur und der Ausschüttung der unterschiedlichsten Botenstoffe, die unter anderem mit der Schlafqualität und Regeneration zu tun haben. Wir werden auf diese schlafrelevanten Botenstoffe noch genauer eingehen.

Beginnt die Temperaturkurve gegen Abend zu sinken, werden wir müde, steigt sie morgens wieder an, reaktiviert das den Organismus und wir wachen auf. Sollten Sie also nach einer ausgedehnten Feier erst morgens ins Bett kommen, wachen Sie meistens auch schon bald wieder auf, denn die am Morgen üblicherweise ansteigende Temperatur und die biorhythmisch bedingte Aktivierung des Körpers behindern den »Schlafmodus« des Körpers. Es fällt aus dem gleichen Grund schwer »vorzuschlafen«, denn der Körper ist tagsüber noch zu sehr auf Aktivität geschaltet und befindet sich »auf zu hoher Betriebstemperatur«, um in den Schlaf zu finden.

Für die sogenannten Abendmenschen oder »**Nachteulen**« ist diese Regulation des Temperatur- und Schlaf-Wach-Rhythmus mitunter schwierig. Bei den Nachteulen erreicht die Temperatur nämlich erst ein bis 2 Stunden später am Tage ihr Maximum und sinkt dann nur langsam ab. Daher können sie abends besonders effizient oder kreativ arbeiten, oft bis tief in die Nacht hinein. Schwierig wird es am darauffolgenden Morgen, wenn die Nachteulen sich dem Rhythmus der »Lerchen«, der Morgenmenschen, anpassen müssen und nur schwer aus dem Bett kommen. Würden die Abendmenschen nach ihrem eigenen Rhythmus leben, würden sie lieber erst nach Mitternacht ins Bett gehen und bis gegen Mittag schlafen. Müssen sie aber um 7 Uhr aufstehen, befindet sich ihre Körpertemperatur noch am tiefsten Punkt, der Blutdruck ist niedrig und auch die aktivierenden Stresshormone *Adrenalin* und *Cortisol* sind noch nicht entsprechend dosiert. Das verursacht naturgemäß Anlaufprobleme und morgendliche Müdigkeit, verbunden mit niedrigem Blutdruck, »Morgenmuffeligkeit« und Appetitlosigkeit.

Im Gegensatz dazu sind »**Lerchen**« morgens fit und leistungsfähig, die Morgenmenschen können besonders gut am Vormittag arbeiten, weil ihre Temperatur schon früh angestiegen ist und die Aktivierungshormone ihren Höchststand erreicht haben. Dafür haben Morgenmenschen bereits am frühen Nachmittag ihr Maximum überschritten, und ihre Leistungs- und Aktivitätskurve stürzt gegen Abend schnell und steil ab. So sind sie bald müde und finden zeitig den Weg ins Bett.

Damit der biologische Rhythmus optimal funktioniert, hilft eine möglichst gleichförmige Regelmäßigkeit im Lebensablauf, denn darauf stimmen sich die biologischen Rhythmen ab. Schichtarbeit, Langstreckenflüge oder eine generell unregelmäßige Lebensweise mit unregelmäßigen Mahlzeiten und unregelmäßigen Zubettgeh- und Aufstehzeiten lassen die innere Uhr leicht aus dem Takt geraten. Im ungünstigen Fall können neben anderen vegetativen Beschwerden Schlafstörungen die Folge sein.

Durch eine regelmäßige Lebensweise kann sich hingegen mit der Zeit ein optimales »Einschlaffenster« bilden, eine abendliche Phase der Schläfrigkeit, die dem Körper das Einschlafen erleichtert. Hat man dieses Einschlaffenster verpasst, fühlt man sich plötzlich wieder wacher und das Einschlafen dauert länger.

Unterschiedliche Arten von Schlafstörungen

Rund 3 Millionen Menschen nehmen in Deutschland regelmäßig Schlafmittel ein, etwa 1 Million Menschen leiden unter nächtlichen Atempausen, auch *Apnoe* genannt. Doch das ist nur die Spitze des Eisbergs. Schätzungsweise 20 bis 25 % unserer Bevölkerung leiden gelegentlich bis dauerhaft unter Schlafproblemen.

Ein dauerhaftes, unbehandeltes Schlafdefizit bedeutet nicht nur subjektives Leiden und einen Mangel an Vitalität, sondern auch eine Gefährdung im Alltag. Bei ausgeprägter Tagesschläfrigkeit ist die Unfallgefahr im Straßenverkehr und am Arbeitsplatz um das Fünf- bis Siebenfache erhöht. Schlafstörungen werden auch als *Insomnien* bezeichnet und in zwei Kategorien unterteilt:

- Eine *primäre Insomnie* ist eine Schlafstörung, für die keine äußere Ursache und keine zugrunde liegende Krankheit oder seelische Störung gefunden werden kann. Auch Schlafstörungen, die sich nach ehemals vorhandenen Ursachen verselbständigt haben, gehören in diese Kategorie.

- Eine *sekundäre Insomnie* ist eine Schlafstörung, die durch Erkrankung oder infolge äußerer Einwirkungen (Umwelt, Lärm etc.) verursacht wird.

Die primären und sekundären Störungen können sich jeweils folgendermaßen zeigen:

- **Einschlafstörung:** Man braucht länger als eine halbe Stunde, bis man einschlafen kann. Der Betroffene liegt lange wach, in Extremfällen sogar stundenlang, bis er endlich einschläft. Manchmal schlafen betroffene Personen die ganze Nacht nicht ein. Am nächsten Tag leiden sie häufig unter Konzentrationsschwierigkeiten, Gereiztheit und Erschöpfung. Von Einschlafstörungen betroffene Menschen sind gefährdet, depressiv zu werden.

- **Durchschlafstörung:** Man erwacht des Nachts häufig und kann dann längere Zeit nicht wieder einschlafen. Der Schlaf ist oberflächlich, man wacht häufig auf, jedoch ohne körperliche Ursachen, wie Durst oder Harndrang.

- **Zu frühes morgendliches Erwachen:** Man erwacht manchmal mehrere Stunden zu früh am Morgen, ohne wieder einschlafen zu können. Unter vorzeitigem Erwachen leiden häufig ältere Menschen.

- **Hochschrecken** aus dem Schlaf durch Albträume, die oft vor oder nach belastenden Situationen auftreten. Auch Alkohol- oder Drogenkonsum können zu Albträumen führen.

- Auch das **Schlafwandeln** *(Somnambulismus)* wird zu den nicht-organischen Schlafstörungen gerechnet. Der Betroffene geht – halb wach, halb träumend – herum und scheint teilweise planvoll zu handeln. Dabei kann es zu Selbst- oder Fremdgefährdung kommen. Nach dem Aufwachen können sich viele an nichts mehr erinnern. Besonders bei Kindern tritt Somnambulismus häufiger auf; im Jugendlichenalter verliert sich das Schlafwandeln dann meist. Schlafwandeln ist an sich harmlos, wichtig ist nur, Sturz- und Verletzungsgefahr auszuschließen.

Ursachen von Schlafstörungen

Äußere Ursachen und Umwelteinflüsse

- Wie im vorangegangenen Kapitel erwähnt, kann eine **Unregelmäßigkeit** leicht zu Schlafstörungen führen. Schichtarbeit, Langstreckenflüge oder ganz allgemein unregelmäßige Zubettgehzeiten bringen den biologischen Rhythmus durcheinander und die innere Uhr gerät dann leicht aus dem Takt.

- Dass Kaffee als »Wachmacher« zu Schlafstörungen beitragen kann, ist bekannt; neben Kaffee enthalten natürlich auch schwarzer und grüner Tee sowie Cola **Koffein**. Je nach individueller Empfindlichkeit kann die schlafhemmende Wirkung von Koffein sogar 8–14 Stunden lang anhalten.

- Hunger und ein zu **leerer Magen** können das Einschlafen verhindern. Eine leichte Mahlzeit am späteren Abend lässt dann satt und zufrieden in den Schlummer sinken.

- Bestimmte Nahrungskomponenten können bei sehr empfindlichen Personen Schlafstörungen verursachen; dazu gehört zum Beispiel eine Fructose-Unverträglichkeit oder das Konservierungsmittel E 282, das in abgepacktem Schnittbrot aus dem Supermarkt enthalten ist, oder stark säurehaltige Früchte am Abend (die Säure regt den Stoffwechsel an).

- Ganz profan: **Kalte Füße** können das Einschlafen verhindern. Dem können ein wohlig warmes Heizkissen oder eine Wärmflasche leicht abhelfen.

- Auch **Lärm** und Geräusche können ab einer bestimmten Lautstärke leicht Schlafstörungen verursachen. Sobald der störende Lärm wieder entfällt, verschwinden oft auch die Schlafstörungen wieder. Man sollte nicht dazu übergehen, in Fällen von störendem Lärm dauerhaft Ohrstöpsel zu benutzen. Allenfalls wäre deren Verwendung gerechtfertigt, wenn eine massive Lärmstörung zum Beispiel durch startende und landende Flugzeuge, scheppernde Bahngleise oder lauten Auto- und Lkw-Verkehr an einer Tankstelle den Schlaf beeinträchtigt. Man sollte jedoch wissen, dass man durch die Verwendung der Ohrstöpsel tatsächlich noch geräuschempfindlicher und hellhöriger wird. Denn wenn wir schlafen, ist unser Gehirn weiterhin aktiv und überprüft die Umgebung darauf, ob irgendeine »Gefahr« droht, die das Aufwachen erforderlich machen könnte. Dieser einstmals für das Überleben wichtige Überwachungsmechanismus wird nun durch die Ohrstöpsel sabotiert! Folglich muss das Gehirn sich mehr anstrengen und noch wachsamer, also wacher sein. Unsere Geräuschempfindlichkeit nimmt also zu. Ohrstöpsel führen bei Dauergebrauch daher eher zu noch unruhigerem Schlaf.

- Eine wichtige Ursache von Schlafstörungen stellt der schnarchende oder sich hin und her wälzende, **unruhige Bettpartner** dar. Ein solcher Bettpartner wird von vielen Schlafgestörten ertragen, obwohl es sich um eine objektiv den Schlaf störende Lärmquelle handeln kann. Obwohl in vielen wissenschaftlichen Untersuchungen festgestellt wurde, dass Paare in getrennten Räumen besser schlafen, sind viele Paare nach wie vor der Meinung, dass das gemeinsame Bett unbedingt zu einer guten Paarbeziehung dazugehöre. Doch die unterschwellige Frustration durch die Schlafbeeinträchtigung eines Partners und vor allem die aus den Schlafstörungen resultierenden Folgen wie Reizbarkeit und chronische Erschöpfung können nicht nur die Partnerschaft belasten, sondern auch psychische und schließlich gesundheitliche Probleme des Schlafgestörten nach sich ziehen. Im Gegensatz dazu kann der Reiz von getrennten Schlafplätzen und vielleicht einer hin und wieder gemeinsam verbrachten Nacht mehr Spannung, Frische und Zärtlichkeit in die Beziehung bringen.

- Weitere äußere Faktoren, die Schlafprobleme verursachen können, sind beispielsweise eine **schlechte Wohnqualität** (zu trockene Luft, ein überheizter oder zu kalter Raum, schlechte Luft oder ein unbequemes Bett – zum Beispiel mit einer zu harten Futonmatratze).

- Ein **Nährstoffmangel**, zum Beispiel der Mangel an Magnesium oder an Aminosäuren kann den Schlaf beeinträchtigen oder verhindern.

- Helles **Licht** von einer Straßenlaterne vor dem Fenster oder die Morgensonne im Sommer können zu Schlafstörungen führen. Auch wenn man nachts auf die Toilette geht, sollte man keine helle Lichtquelle einschalten, weil dadurch der Stoffwechsel auf »wach« geschaltet wird.

- Ob der **Mond** tatsächlich (außer als Lichtquelle) den Schlaf beeinflusst, wurde bislang wissenschaftlich nicht nachgewiesen, obwohl über 50% der Bevölkerung dem Vollmond einen Einfluss auf ihren Schlaf nachsagen.

- Störquelle **Elektrosmog**: Es existieren einige wenige Studien, die einen Einfluss zum Beispiel eines eingeschalteten Handys auf dem Nachttisch auf den Schlaf nachweisen konnten. Da die Risiken von Elektrosmog hinsichtlich der Gesundheit noch umstritten sind, sollte man Elektrosmog an seinem Schlafplatz besser soweit wie möglich reduzieren und den elektrischen Radiowecker besser durch einen Batteriewecker ersetzen.

- **Alkoholkonsum** führt zwar meist zu baldigem Einschlafen, doch der Alkohol belastet während des Schlafs das Nervensystem und die Organe, die mit dem Abbau des Restalkohols beschäftigt sind. Die wichtigste Schlafphase, der REM-Schlaf, wird unterdrückt, das Schlafprofil verändert sich. Im Stadium der Alkoholabhängigkeit entstehen meistens Ein- und Durchschlafstörungen. Die Gehirntätigkeit im Schlaf (das Schlaf-EEG) wird durch chronischen Alkoholkonsum erheblich verändert. Die vom Alkohol »Narkotisierten« wachen oft wieder auf und von da an kann der Schlaf noch stärker gestört sein. Das beruht auf folgenden Wechselwirkungen: Zunächst wird durch Alkohol der *Nervus parasympathicus* (für Erholung und Verdauung zuständig) angeregt und gleichzeitig der *Nervus sympathicus* (für Arbeit und mentale Aktivität zuständig) unterdrückt. Als Folge fühlt man sich entspannt und findet leichter in den Schlaf. Nach 3 bis 4 Stunden ist der Alkohol im Körper weitgehend abgebaut und die vegetative Balance schlägt in ihr Gegenteil um: der Sympathikus wird aktiv, der Parasympathikus wird unterdrückt. Typische Folgen: Aufwachen in der zweiten Nachthälfte (eventuell sogar mit Unruhe, Schwitzen, trockenem Mund oder Herzklopfen verbunden). Diese Aktivierung des Sympathikus aufgrund des Alkoholabbaus kann bis zu 3 Stunden anhalten. Sie ist deswegen so ungünstig für den Schlaf, weil sie in der zweiten Nachthälfte einsetzt, wenn die Schlafbereitschaft des Organismus ohnehin bereits heruntergefahren ist und der Körper durch den Anstieg der Körpertemperatur und durch die Ausschüttung von Stresshormonen *(Cortisol)* sich wieder auf den Tag vorzubereiten beginnt.

Die vielleicht aber noch schwerer wiegenden Nachteile von Alkohol bestehen in der Verschlechterung der Schlafqualität. Alkohol bewirkt eine Verminderung oder sogar Unterdrückung des REM-Schlafes *(Traumschlaf)* in der ersten Nachthälfte und eine Zunahme des REM-Schlafes in Form unruhiger Träume in der zweiten Nachthälfte. Außerdem sind Regelmäßigkeit und Tiefe der Atmung beeinträchtigt, die Häufigkeit und die Dauer von Atempausen verdoppelt sich sogar. Dadurch ist die Sauerstoffzufuhr für das Gehirn und den gesamten Körper vermindert, also erfolgt eine verminderte Regeneration und Energieaufladung des Körpers. Sowohl einmaliger als auch regelmäßiger Alkoholkonsum am Abend kann daher – auch wenn es sich um geringe Mengen handelt – Ursache von Durchschlafstörungen sein. Im Gegensatz dazu kann gelegentlich *ein* Glas Wein oder *ein* Glas Bier am Abend ein nützlicher Schlummertrunk sein.

- Manche **Medikamente** (zum Beispiel Aspirin bzw. der Wirkstoff Acetylsalcylsäure, Schmerz- und Grippemittel, Blutdrucksenker, durchblutungsfördernde Medikamente, Asthmamittel usw.) aber auch **Appetitzügler, Aufputschmittel, Entwässerungsmittel oder Stimulantien** wie Kaffee können die Schlafbereitschaft des Organismus beeinträchtigen und die Produktion der Schlaf-Chemie, der Schlafhormone empfindlich stören. Lesen Sie daher sorgfältig den Beipackzettel und fragen Sie Ihren Arzt. Insbesondere auch Medikamente, die den Wirkstoff *Theophyllin* zur Behandlung von Atemwegserkrankungen enthalten, sowie *Beta-Blocker* zur Behandlung von Bluthochdruck ziehen häufig Schlafprobleme als Nebenwirkung nach sich.

- Sämtliche **Drogen** beeinträchtigen den natürlichen Schlaf, weil sie die Gehirnfunktion, messbar mittels EEG, verändern. Sie können zu langfristigen und schweren Schlafstörungen führen.

Psychische Ursachen

● Psychische Belastungen, **Sorgen und Probleme** stellen die häufigsten Ursachen nichtorganischer Schlafstörungen dar. Der Betroffene hat Einschlafschwierigkeiten, wälzt sich schlaflos im Bett und versinkt in Grübeleien. Typische ursächliche psychogene Faktoren bestehen in Stress, Existenzängsten, Schuldgefühlen und Ärger. Insbesondere zwischenmenschliche Konflikte belasten unser Unterbewusstsein viel stärker als wir annehmen. Aber auch belastende Lebenssituationen wie Berufswechsel, Hausbau, Krankheit, Todesfall, finanzielle Probleme, Prüfungen und anderes mehr ziehen häufig Schlafstörungen nach sich. Oft handelt es sich dabei um akute Schlafstörungen, die von selbst verschwinden, sobald die belastende Situation überstanden ist. Weniger eindeutig ist der Zusammenhang zwischen Situation und Schlafstörung, wenn es sich nicht um ein akutes Problem, sondern um einen permanenten Stressfaktor handelt, beispielsweise um Probleme in der Partnerschaft, Konflikte im Beruf, Leistungsdruck, Dauerfrustration und Ähnliches. Häufig entsteht dadurch eine chronische, verinnerlichte Spannung; daher kann die Schlafstörung auch dann auftreten, wenn man Ferien macht und eigentlich Grund hätte, zufrieden zu sein. Grundsätzlich kann sich eine Schlafstörung relativ schnell verselbständigen und chronisch werden. Sie ist dann unabhängig von äußeren Veränderungen und Verbesserungen (siehe Konditionierung).

● **Depression** ist eine häufige Ursache von Schlafproblemen. Manche Depressive schlafen zuviel, um aus dem Leben zu flüchten; andere wiederum finden kaum Schlaf und quälen sich mit depressiven Gefühlen und Gedanken. Tückisch ist die latente, nicht offensichtliche Depression, die sich nicht nach außen zeigt. Es ist nicht einmal Niedergeschlagenheit erkennbar, doch es treten psychogene Symptome wie Schlaflosigkeit auf. Umgekehrt entwickeln sich im Laufe einer Schlafstörung auch häufig schwere depressive Verstimmungen, was es erschwert, zu entscheiden, was Ursache und was Folge einer Schlafstörung ist. Kompliziert wird diese Entscheidung dadurch, dass eine Schlafstörung als Stressfaktor durchaus eine Depression nach sich ziehen kann.

- Die sogenannte Aufmerksamkeitsdefizitstörung, **AD(H)S**, (mit und ohne *Hyperaktivität*) ist häufig mit Schlafstörungen verbunden.

- Auch psychische Ursachen wie frühkindliche **Traumata** können sich auf das Schlafverhalten negativ auswirken, sie bedürfen ärztlicher Diagnose und Therapie.

- **Essstörungen** wie beispielsweise *Bulimie* können den gesamten Stoffwechsel – insbesondere auch die Schlaf-Chemie des Körpers – vollkommen durcheinanderbringen. Generell kann Hungergefühl uns die ganze Nacht wach halten. Ein überfüllter Magen trägt ebenfalls nicht zu gutem Schlaf bei.

Organische Ursachen und Krankheiten

Ein dauerhaftes, unbehandeltes Schlafdefizit bedeutet nicht nur subjektives Leiden und einen erheblichen Mangel an Vitalität, sondern auch Gefährdung im Alltag. Bei Übermüdung oder Tagesschläfrigkeit ist die Unfallgefahr im Straßenverkehr und am Arbeitsplatz um ein Vielfaches erhöht. Doch bevor jemand ernstere Schlafstörungen auf eigene Faust zu therapieren versucht, sollten alle medizinischen bzw. therapeutischen Indikationen mit dem Arzt abgeklärt sein. Eine genaue Diagnose beinhaltet, dass bei allen Erkrankungen zunächst die Vorgeschichte geklärt und eine körperliche Untersuchung durchgeführt wird. Falls notwendig, folgen Messungen zu Hause oder im Schlaflabor.

Die häufigsten organischen Ursachen von Schlafstörungen sind Herz-Kreislauf-Störungen, Magen-Darm-Erkrankungen, Rheuma, Nierenerkrankungen, Überfunktion der Schilddrüse *(Hyperthyreose)*, Bronchialasthma oder Lungenerkrankungen.

- Zu den gravierendsten und gesundheitsgefährdenden organisch bedingten Schlafstörungen gehört das **Schlafapnoe-Syndrom** (lautes Schnarchen mit teilweise langen Atempausen). Die *Schlafapnoe* ist ein wiederholt im Schlaf auftretender, organisch bedingter Atemstillstand, der Sauerstoffmangel im Gehirn verursacht und zu Ausfällen und Konzentrationsproblemen tagsüber führt. Bei der Apnoe handelt es sich um eine Form der Schlafstörung, die jahrelang unentdeckt bleiben kann. Verursacht wird sie vermutlich durch eine Erschlaffung der Muskeln im inneren Kehlbereich, die ein Verschließen der Luftröhre verursacht. Diese Störung ist bedenklich, da das Gehirn jede Nacht mehrfach einen Sauerstoffmangel erleidet. Im Extremfall ist sogar Erstickungsgefahr gegeben. Symptome dieser Störung zeigen sich als starke Schläfrigkeit am Tage, obwohl man scheinbar lange genug geschlafen hat, sowie durch eingeschränkte Leistungs- und Konzentrationsfähigkeit. Auch andere Atemstörungen im Schlaf wie beispielsweise die *Hypoventilation* können solche problematischen Folgen haben.

- Die **Hypoventilation** bezeichnet eine zu flache, unregelmäßige oder aussetzende Atmung im Schlaf, die mit Sauerstoffmangel und einer nicht optimalen Regeneration verbunden ist. Die Ursache ist nicht eindeutig geklärt, man vermutet eine zentralnervöse Störung oder neuromuskuläre Erkrankungen, welche das Zwerchfell betreffen und die Atembewegungen verlangsamen.

- Beim sogenannten **Upper-Airway-Resistance-Syndrom** handelt es sich um Schnarchen mit Anstrengung bei der Einatmung.

- **Hypersomnie:** Die Betroffenen leiden unter einem vermehrten Schlafbedürfnis, klagen aber am nächsten Tag trotzdem über Müdigkeit und Erschöpfung. Hypersomnie kann organische Ursachen haben, die durch eingehende Untersuchungen abzuklären sind.

- Die **Narkolepsie** ist eine Erkrankung, bei der kurze Einschlafattacken mehrfach am Tag auftreten können, was eine enorme

Unfallgefahr mit sich bringt. Narkolepsie bezeichnet eine vermutlich genetisch bedingte Anomalie, die dazu führt, dass der Betroffene unter ausgeprägter Schläfrigkeit am Tage leidet, also plötzlich inmitten der Alltagsaktivität in Schlaf fällt, oft wie gelähmt zu Boden sinkt und Halluzinationen beim Einschlafen und Aufwachen erlebt. Der Nachtschlaf ist häufig unterbrochen.

• Das **Restless-Legs-Syndrom** äußert sich in unangenehmen Missempfindungen in den Beinen (besonders den Unterschenkeln), verbunden mit dem Drang oder Zwang, die Beine zu bewegen. Teilweise kommt es zu unwillkürlichen Zuckungen in den Beinen. Diese Missempfindungen treten meist in Ruhe (zum Beispiel im Sitzen) auf und/oder vor dem Einschlafen. Die Folge können schwere Einschlafstörungen sein. Es scheint sich um eine zentralnervöse Störung zu handeln, deren Ursache noch nicht eindeutig geklärt ist.

• **Periodische Bewegungen im Schlaf:** Die periodischen Bewegungen im Schlaf *(periodic leg movement syndrom – PLMS)* sind ein mit dem Restless-Legs-Syndrom verwandtes Krankheitsbild. Bei den periodischen Bewegungen im Schlaf kommt es zu wiederholten kurzen Zuckungen in Beinen oder Armen (alle 20–40 Sekunden). Die genaue Ursache dieser Zuckungen ist unbekannt. Gehäuft treten sie im Alter auf (bei über 30 % der über 60-jährigen). Besonders häufig findet man periodische Bewegungen bei Patienten mit Restless-Legs, Narkolepsie, obstruktiver Schlafapnoe, Nierenerkrankungen, Behandlung mit bestimmten Antidepressiva (trizyklische Antidepressiva oder MAO-Hemmer) sowie beim Entzug von Schlafmitteln. Folgen: Die Zuckungen stellen für das schlafende Gehirn einen kurzen Weckreiz dar, das heißt der Schlaf wird immer wieder gestört. Tiefschlafphasen werden häufig nicht erreicht, man wacht häufig auf, fühlt sich wenig erholt und leidet unter Tagesschläfrigkeit.

• Bereits eine leichte (meist unerkannte) **Schilddrüsenüberfunktion** erschwert das Ein- und Durchschlafen.

- **Hormonschwankungen** sind insbesondere bei Frauen oft mit Schlafproblemen verbunden.

- Weitere organische Ursachen für Schlafstörungen sind natürlich jede Art von **Schmerzen** und organischen Beschwerden.

- **Atembeschwerden,** verursacht zum Beispiel durch Bronchialasthma und Lungenerkrankungen.

- **Tinnitus.**

- **Durchblutungsstörungen** oder hormonelle Störungen.

- **Psychiatrische Krankheitsbilder,** die mit Schlafstörungen einhergehen, sind Essstörungen, Depressionen, Manien, Schizophrenien, Angstneurosen, Demenz.

Vererbung als Einflussfaktor bei Schlafstörungen

Wie bei allen Krankheiten kann auch im Falle von Schlafstörungen ein Erbfaktor vorliegen, das heißt die Anfälligkeit für Schlafstörungen kann beim Betroffenen als Disposition vorhanden sein. Nach bisherigem Kenntnisstand ist dieser Erbfaktor jedoch eher gering. Selbst wenn er vorhanden ist, entscheiden Lebensweise und Lebensereignisse maßgeblich darüber, ob es tatsächlich zu Schlafstörungen kommt.

In einer Hinsicht spielt die genetische Veranlagung allerdings doch eine wichtige Rolle – Frühaufsteher (»Lerchen«) bleiben ihr Leben lang Frühaufsteher, während Nachtaktive (»Eulen«) über ihre größte Leistungsfähigkeit und Kreativität abends und nachts verfügen. Das chronobiologisch aktive Gen *Period 2* scheint hierfür eine der Ursachen zu sein. Sind Menschen mit nachtaktiver Veranlagung gezwungen, ein Leben im Frühaufsteherrhythmus zu führen, können massive Schlafstörungen auftreten, weil sie permanent gegen ihre Veranlagung, also ihren eigenen Tag/Nacht-Rhythmus leben müssen. Oft leidet auch die Leistungsfähigkeit darunter, wenn man gezwungen ist, gegen den inneren Rhythmus zu leben. In amerikanischen Studien wurde festgestellt, dass insbesondere Jugendliche bis zum Alter von etwa 20 Jahren, deren morgendlicher Schulbeginn um eine Stunde nach hinten verschoben wurde, also von 8 auf 9 Uhr, sich durchschnittlich in allen Leistungsfächern um eine ganze Schulnote verbesserten.

Schlafstörungen bei Säuglingen, Kindern und Jugendlichen

Bei Neugeborenen kann man in der Regel noch nicht von Schlafstörungen sprechen, denn sie haben oft noch keinen Tag/Nacht-Rhythmus entwickelt. Sie schlafen zwischen 12 und 20 Stunden täglich in mehr oder weniger langen Abschnitten. Normalerweise werden die Anteile des nächtlichen Schlafs mit zunehmendem Alter immer länger, die des Tagschlafs immer kürzer. Manchen Kleinkindern gelingt dieser Übergang noch nicht, sie wecken ihre Eltern bis ins Kindergartenalter hinein noch mehrmals in der Nacht. In diesen Fällen haben sich verhaltenstherapeutische Ansätze bewährt.

Wiederholt auftretende Schlafstörungen bei jungen Menschen sind auf jeden Fall ein sehr wichtiges Alarmsignal für eine Störung. Nur in den seltensten Fällen sind Schlafstörungen bei jungen Menschen auf hormonelle Fehlfunktionen (zum Beispiel der Schilddrüse) oder organische Störungen zurückzuführen. Schlafstörungen bei Kindern und jungen Menschen beruhen fast immer auf schwerwiegenden psychischen oder emotionalen Belastungssituationen und psychischen Konflikten. Diese können auftreten in Form von Schulstress, Mobbing, durch einen Mangel an liebevoller Aufmerksamkeit und Zuwendung, durch Konfliktbeziehungen oder insbesondere durch häufige Streitsituationen der Eltern. Auch bei Kindern und Jugendlichen kann sich hinter Schlafstörungen bereits eine latente Depression verbergen. Kindliche Schlafstörungen sind auf jeden Fall ein Alarmsignal, das dringend der Beachtung bedarf.

Grundsätzlich kann man sagen, dass ein gesundes Kind oder ein Jugendlicher, der sich in einer konfliktfreien und friedlichen Situation befindet, nicht unter Schlafstörungen leidet. Treten diese dennoch auf, sollten die Eltern dem Kind oder Jugendlichen verstärkt Beachtung schenken und durch liebevolle Zuwendung und Aufmerksamkeit die Ursache dafür herausfinden. Gelingt dies nicht, sollte fachlicher Rat (zum Beispiel bei einem Kinder- und Jugendpsychiater) gesucht werden, um die verursachenden Probleme zu lösen, bevor sich beim Kind gravierende psychische Störungen etablieren. Keinesfalls sollte man hier auf die »bequeme« Lösung verfallen, einem Kind oder Jugendlichen einfach Beruhigungsmittel verschreiben zu lassen; diese bekämpfen die Symptome, lösen aber nicht die Ursache des Problems!

Schlafstörungen mit zunehmendem Alter

Die Qualität des Schlafes nimmt mit dem Alter ab – charakteristisch sind weniger REM-Schlaf und eine geringere Produktion des Wachstumshormons Somatotropin. Karsten Füllhaas trägt in seiner Veröffentlichung *GetWellness* einige Erkenntnisse über den Verlauf des Schlafs mit zunehmendem Alter zusammen. Bekanntlich werden die Schlafphasen mit zunehmendem Alter immer kürzer und wandeln sich in ihrer Qualität, also auch der Schlaftiefe. Oft geht die im Körper stattfindende hormonelle Umstellung, besonders bei Frauen während der Menopause, mit Schlafstörungen einher. Eve Van Cauter und ihr Team von der University of Chicago haben diese Zusammenhänge näher erforscht. Ihre Ergebnisse beruhen auf Schlafstudien an 149 gesunden Männern im Alter von 16 bis 83 Jahren von 1985 bis 1999. Die Analyse der Daten ergab, dass sich der Schlaf maßgeblich bei zwei Altersstufen verändert. Die Wissenschaftler entdeckten als erste Stufe den Übergang vom jungen Erwachsensein zwischen dem 16. und 25. Lebensjahr und eine weitere Übergangsstufe ab dem 35. Lebensjahr. Die Gesamtdauer des Schlafes ändert sich zu diesem Zeitpunkt zwar nicht, doch das Verhältnis verschiebt sich hin zu mehr Leichtschlaf und weniger Tiefschlaf. In Zusammenhang mit den verminderten Tiefschlafphasen verringert sich die Freisetzung des *Wachstumshormons Somatotropin*. (Dieses Hormon wird in erster Linie während des Tiefschlafes aus dem *Hypothalamus* ins Blut abgegeben.)

Die nächste Phase, in der der Schlaf abnimmt, beginnt ungefähr ab dem 50. Lebensjahr. Von dieser Zeit an nimmt die Gesamtschlaflänge kontinuierlich ab – pro Jahrzehnt um etwa eine halbe Stunde. Im Gegensatz zum Jugendlichen gehen auch die Phasen des REM-Schlafs um mehr als 50% zurück. Dieser Verlust scheint mit einem abendlich erhöhten Spiegel des Stresshormons *Cortisol* einherzugehen, das die Aufmerksamkeit und Alarmbereitschaft steigert. Wirkt zuviel Cortisol auf das Gehirn ein, werden die Zellen der Gedächtnisregion beeinträchtigt. Sie vermehren sich weniger und vernetzen sich nicht so stark untereinander. Doch ein gutes Gedächtnis, Erinnerungsvermögen und Lernfähigkeit hängen von der Zell- bzw. Synapsenbildung ab und von einer effektiven Zellkommunikation.

Normalerweise ist der Hormonspiegel morgens am höchsten und sinkt im Tagesverlauf sehr stark ab. So kann sich der Körper erholen und entspannen. Doch durch die verkürzten REM-Phasen verliert der Körper zunehmend die Fähigkeit, abends zur Ruhe zu kommen.

Wenn die Produktion von Stresshormonen abends und nachts nicht mehr gedrosselt ist, erhöht sich nach den Studien des Forschungsteams der Universität Chicago die Wahrscheinlichkeit, im Alter an Diabetes zu erkranken und unter Gedächtnisverlust zu leiden. Als weitere Konsequenz mangelnder *Somatotropinproduktion* zeigen Männer ab 50 Jahren nur noch sehr geringe Mengen an Wachstumsfaktoren, was übersetzt bedeutet, dass ein Verlust an Muskelmasse entsteht, begleitet von der Tendenz zu erhöhter Fettleibigkeit sowie weniger Fitness und sportlicher Kondition.

Auch die bei Frauen in der Menopause stattfindende hormonelle Umstellung führt häufig zu Schlafstörungen. Hier kann der

Gynäkologe eventuell durch die Verabreichung von Hormonen helfen.

Eine weitere Ursache für Schlafstörungen bei älteren Menschen liegt darin, dass sie zu viel Schlafenszeit einkalkulieren und dabei gleichzeitig tagsüber zu wenig Betätigung haben. Für alte Menschen ist der Tag oft langweilig oder mühsam, weshalb sie gern möglichst früh ins Bett gehen und möglichst spät aufstehen möchten *(senile Bettflucht)*. Sie glauben außerdem, dass sie noch genauso viel Schlaf brauchen wie vor Jahrzehnten, als sie noch einen aktiven und vielleicht sehr anstrengenden Alltag hatten. Wenn jedoch jemand, der ein tatsächliches Schlafbedürfnis von rund 6 Stunden hat, faktisch 9 Stunden im Bett verbringt, führt dieses Verhalten zu einer schlechten Schlafqualität mit spätem Einschlafen, Schlafunterbrechungen oder zu frühem Aufwachen. Falls zusätzlich noch Schlaftabletten genommen werden, fühlt sich der Betreffende tagsüber oft noch benommen und im ungünstigsten Fall baut sich ein Teufelskreis aus Ermattung, Mittags- oder Fernsehnickerchen und damit verbundener zunehmender nächtlicher Schlaflosigkeit mit steigendem Schlafmittelkonsum auf.

Die Folgen von Schlafstörungen

Anhaltender Schlafmangel schwächt das gesamte Nervensystem, verändert die Konzentration, Befindlichkeit und Wahrnehmung und schwächt das Immunsystem:

- Die Folgen von chronisch gestörtem Schlaf können unter anderem als Bluthochdruck, Herzkrankheiten, Magen-Darm-Erkrankungen sowie als psychische Krankheiten, zum Beispiel Depressionen, auftreten.

- Oft kommt es zum dauerhaften Gebrauch/Missbrauch von Schlafmitteln, also zu Medikamentenabhängigkeit. Diese ist umso bedenklicher, als Schlafmittel gravierende Nebenwirkungen (unter anderem Depressionen) mit sich bringen können. Zudem verschlechtert sich dadurch die Schlafqualität, so dass wenig echte Regeneration erfolgt.

- Eine dauerhafte Störung des Schlaf-Wach-Rhythmus kann zu Übermüdung und chronischer Erschöpfung führen, zu Konzentrationsschwäche, Nervosität, Ungeduld und Reizbarkeit sowie zu Arbeitsfehlern und Unfällen am Arbeitsplatz.

- Albträume können (insbesondere bei Kindern) zur Angst vor dem Einschlafen und infolgedessen zu Schlafproblemen führen.

- In seltenen Fällen kann Schlafwandeln zu Stürzen und Verletzungen führen; Gegenstände können an andere Plätze verlegt werden, so dass man sie am nächsten Tag nicht mehr wiederfindet.

- Manche leiden unter Tagesschläfrigkeit und neigen zu ungewolltem Einnicken am Tag.

- Insgesamt schätzt man die Schäden, die in Deutschland durch übermüdete Menschen in Autos oder an Maschinen entstehen, auf etwa 10 Milliarden Euro pro Jahr. Dies bedeutet, dass vermutlich rund 20% der Verkehrsunfälle auf Müdigkeit zurückzuführen sind.

Teufelskreis Schlafstörung

Weshalb hören Schlafstörungen nicht von selbst wieder auf?

Irritierenderweise tritt eine Schlafstörung oft unvorhersehbar, unkontrollierbar und scheinbar ohne Ursache auf. Die Psychologie nennt das eine »Verselbständigung« der Störung. Bei vielen chronisch Schlafgestörten tritt eine solche Verselbständigung bereits nach wenigen Wochen auf und setzt sich über Jahre fort. **Es ist**

anscheinend so, als habe sich der Stoffwechsel umgeschaltet – die
»Schlaf-Chemie« funktioniert nicht mehr wie zuvor (dazu mehr
im Kapitel über die Schlaf-Chemie).

In vielen Fällen ist die Schlafstörung, nachdem die Ursache vielleicht längst behoben wurde, verinnerlicht, genauer gesagt – gelernt,
konditioniert. Es ist daher wichtig, neben den auslösenden Faktoren wie beispielsweise Prüfungsstress, Existenzängste, Krankheiten,
nächtliches Stillen des Babys etc., diese Verselbständigung und
Konditionierung bei der Therapie der chronischen Schlafstörungen zu berücksichtigen. Was immer die Ursachen der Schlafstörungen gewesen sein mögen: Nach einigen Monaten fortdauernder
Schlafstörungen haben sich diese oft soweit verselbständigt, dass sie
auch nach der Beseitigung der organischen oder nicht-organischen
Ursache fortbestehen. Dann ist eine zusätzliche Dekonditionierung, ein VERlernen dieser Schlafstörung erforderlich.

Wie kommt es zur Konditionierung?

Die Verselbständigung einer Schlafstörung bzw. deren Teufelskreis
setzt sich aus verschiedenen psychologischen und körperlichen
Faktoren zusammen. **Viele Patienten können die Situation des
Schlafengehens nicht mehr unbefangen erleben.** Aufgrund ihrer
Erfahrung mit den Qualen häufiger schlafloser Nächte gehen sie
mit Befürchtungen und unguten Gefühlen zu Bett. Sie fragen sich:
»Wie wird diese Nacht verlaufen? Hoffentlich kann ich diesmal
schlafen.« Mit diesem Gedanken sind weitere Gedanken verbunden: »Am Ende werde ich wieder stundenlang wach liegen,
grübeln und mich quälen ... Wie soll ich am nächsten Tag arbeiten,
wenn ich nicht ausgeschlafen bin ... Irgendetwas stimmt mit mir
nicht, dass ich nicht richtig schlafen kann ... Wenn das so weiter-
geht, werde ich ernsthaft krank oder drehe eines Tages durch ... Ich
bin überhaupt nicht mehr leistungsfähig ... Wenn das so weiter-
geht, werde ich noch meinen Job verlieren ... Wo soll das noch
enden?«

Solche Gedanken sind mit Sorge, Angst und Anspannung verbunden. Manche Schlafgestörten beantworten die Frage, ob sie noch gerne ins Bett gehen, mit einem klaren »Nein, das Bett ist für mich ein Ort des Schreckens«. Diese Gedanken sind purer Stress, und darauf reagiert der Körper entsprechend, nämlich mit der Produktion von Stresshormonen! *Adrenalin, Cortisol* und weitere Botenstoffe, die den Blutdruck erhöhen und erhöhte Wachsamkeit auslösen, werden freigesetzt. Es kommt also durch die negativen Befürchtungen zu einem Erregungsanstieg und einer Zunahme angespannter Wachheit. Die Reaktion erleben Patienten dann in der scheinbar paradoxen Form, dass sie todmüde zu Bett gehen, aber plötzlich hellwach und geistig aktiv sind. Im Extremfall ist sogar die Muskelanspannung erhöht, man spürt Herzklopfen, schwitzt und beginnt über Banalitäten nachzugrübeln.

Natürlich kann man dann nicht so bald einschlafen. Stundenlang wälzt man sich im Bett, ist dabei überreizt und gedanklich aktiv, schaut mit zunehmendem Entsetzen immer wieder auf den Wecker und rechnet dabei die verbleibende Schlafzeit aus, falls man denn jetzt endlich doch noch einschlafen würde – was natürlich immer schwieriger wird. Gegen Morgen dämmert man dann endlich einmal kurz weg und schon schrillt einen der Wecker wieder aus dem ersehnten Schlaf. Die Konsequenz aus dieser Reaktionskette von Gedanken, Gefühlen und körperlichen Reaktionen führt am nächsten Abend erst recht wieder zur Erfahrung von Schlaflosigkeit. Man bewegt sich verzweifelt in diesem Kreis und kommt nicht heraus.

Doch warum holt sich der Körper nicht endlich den notwendigen und ersehnten Schlaf? Der Patient ist doch längst völlig erschöpft, übermüdet, überreizt! Weil dieser »**Schlafstress**«, der sich inzwischen psychisch etabliert hat, genau wie jeder andere Stress bestimmte Botenstoffe hervorbringt, vor allem Cortisol. Ein Hormon, das uns auch in Phasen der Schwäche, Unterernährung und sonstiger physischer Defizite eine gewisse Leistungsfähigkeit ermöglicht. Doch Cortisol ist der Gegner, der Antagonist von *Melatonin*, unserem Schlafhormon. Vermutlich hat die Evolution dem Cortisol eine gewisse Überlegenheit gegenüber dem Melatonin eingeräumt, damit das Überleben im Zweifelsfalle durch Handlungsfähigkeit gesichert ist. Somit ist also unglücklicherweise auch bei Schlafstress die **Produktion des Stoffes Cortisol stark aktiviert**, und dadurch wird der Teufelskreis immer schlimmer, die Schlafstörung etabliert sich immer mehr.

Infolge dieser zermürbenden Schlaflosigkeit beginnen viele Patienten Kompensationsmechanismen zu entwickeln, die das Schlafdefizit ausgleichen sollen. Das sind mitunter Verhaltensweisen, die kurzfristig Linderung versprechen – beispielsweise am Wochenende mal einen ganzen Tag zu verschlafen –, die aber langfristig den Teufelskreis nur festigen. Im Folgenden finden Sie die kontraproduktiven Verhaltensgewohnheiten, die zur Aufrechterhaltung der Schlafstörung beitragen, aufgelistet.

Schlafbeeinträchtigendes Verhalten

- Man geht zu unterschiedlichen Zeiten zu Bett, um den richtigen Müdigkeitspunkt abzupassen, doch **unregelmäßige Zubettgehzeiten destabilisieren den inneren Rhythmus**, der auch unser Schlafen steuert. Der Körper kann sich damit nicht auf einen festen Rhythmus einstellen.

- Man geht **mit leerem Magen oder mit überfülltem Magen** ins Bett. Beides kann den Stoffwechsel auf Kosten der Schlaf-Chemie belasten.

- Viele können erst gegen Morgen einschlafen, daher nutzen sie das Wochenende, um ganz lange zu schlafen. Ähnlich wie bei der **wechselnden Zubettgehzeit** wird auch hier der innere Rhythmus durcheinandergebracht. Infolgedessen treten in der Nacht von Sonntag auf Montag und von Montag auf Dienstag verstärkt Schlafstörungen auf.

- Um den mangelnden Schlaf in der Nacht auszugleichen, legen sich vor allem ältere Menschen tagsüber hin. Doch nur ein regelmäßiger, tiefer (Nach-)Mittagsschlaf ersetzt wirklich die fehlenden Schlafstunden der Nacht. Wenn jemand aber nur vor sich hin döst, verhindert das den effektiven erholsamen Nachtschlaf weiterhin. Solche **diffusen Ruhephasen** tragen nur zu einer Reduzierung der nächtlichen Schlafbereitschaft bei und ersetzen den fehlenden Schlaf nicht.

- Das Gleiche gilt für das **Einnicken vor dem Fernseher.** Diese häufig nur kurzen Schlummer-Phasen verursachen erhebliche Ein- und Durchschlafstörungen.

- **Alkohol** wurde bereits erwähnt, als Einschlafhilfe kann ein Glas Wein oder Bier zwar nützlich sein, aber in höherer Dosis führt Alkohol oft zu einer Schlafstörung in der zweiten Nachthälfte.

- Aus Angst, wieder einmal nicht genügend Schlaf zu bekommen, schaut der Schlafgestörte immer wieder auf die Uhr. Entnervt rechnet er nach, wie viele Stunden noch bis zum Aufstehen verbleiben – **Gedanken, die puren Stress im Körper verursachen.**

- Der Schlafgestörte kultiviert tagsüber eine Art »**Schonhaltung**«: Wegen der Müdigkeit, aber auch, um am Abend die richtige Ruhe zu finden, reduzieren viele Schlafgestörte ihre Aktivitäten. Hobbys und soziale Kontakte werden vernachlässigt, Erschöpfung und Lustlosigkeit lassen das Aktivitätsniveau weiter sinken. Dies wirkt sich auf die Schlafbereitschaft des Organismus eher negativ als positiv aus.

- Um genügend Schlaf zu »sammeln«, verbringen Schlafgestörte manchmal sehr viel Zeit im Bett, während der sie nicht schlafen. Da sie einen Großteil der Zeit wach liegen, grübeln oder sich sorgen, kommt es zu einem negativen Lernprozess. Während für den gesunden Schläfer Schlafzimmer und Bett Orte des Wohlbefindens sind, wird für viele Schlafgestörte das Bett zum Ort des Schreckens: Statt mit wohltuendem Schlaf ist das Bett mit unangenehmem Wachliegen verbunden. Es entstehen **negative Assoziationen**, die Anspannung hervorrufen, wenn der Schlafgestörte nur an die kommende Nacht denkt.

- Ein Teil der oben angesprochenen Gedanken, zum Beispiel »Ich muss acht Stunden schlafen«, rührt daher, dass Schlafgestörte **eine idealisierte Vorstellung vom Schlaf** haben. Zum normalen Schlaf eines 50-jährigen gehört beispielsweise durchaus, dass er in der Nacht wach wird. Nächtliche Wachphasen oder spätes Einschlafen sollten nicht dramatisiert werden, solange tagsüber die übliche Leistungsfähigkeit besteht.

Schlafhygiene – Tipps für einen gesunden Schlaf

Wirksame schlaftherapeutische Methoden

Wenn Sie daran arbeiten möchten, Ihre Schlafstörungen selbst in den Griff zu bekommen, finden Sie im Folgenden effiziente Methoden, Ihre Schlaftiefe und Schlafdauer zu verbessern. Gerade bei leichteren Formen von Schlafstörungen und bei noch nicht sehr lange andauernden Schlafstörungen kann allein durch eine konsequente **Befolgung der Schlafhygieneregeln** oft schon eine deutliche Verbesserung oder sogar Heilung erzielt werden.

Grundsätzlich ist es wichtig, dass Sie Ihre **physische und psychische Entspannung** fördern. Das kann durch ein Hobby wie gärtnern, Tennis spielen, regelmäßige Saunabesuche geschehen, oder auch durch einen abendlichen Spaziergang, durch Musik hören, kreatives Tun oder durch Lesen – was immer auf Sie entspannend wirkt, sollten Sie so oft wie möglich kultivieren. Als allgemeine und bekannte Empfehlung für Ihr Wohlbefinden gilt auch in diesem Zusammenhang, **sich gesund und eher basisch zu ernähren** (also wenig Fleisch, Zucker, Kaffee, Alkohol) und außerdem für regelmäßige Bewegung zu sorgen.

Die Regeln der Schlafhygiene

1. Das Schlafzimmer sollte **dunkel und gut belüftet** sein.

2. Die optimale Temperatur des Schlafzimmers sollte **eher kühl** sein (18 Grad gelten als optimal).

3. Gestalten Sie Ihre Schlafumgebung angenehm und schlaffördernd. Wichtig ist vor allem eine gute und **bequeme Matratze**, die eher weich ist, und ein Kopfkissen, das eine optimale Nackenentspannung ermöglicht. **Ihr Bett sollte so gemütlich und bequem sein, dass Sie sich darauf freuen.**

4. **Der Raum sollte ruhig sein.** »Ruhig« kann bedeuten, dass man sich von einem schnarchenden oder unruhig schlafenden Partner nachts räumlich trennt und sich ein eigenes Schlafrefugium einrichtet. In manchen Fällen hat sich dies als die einzig erforderliche Veränderung erwiesen (!), um wieder tief durchschlafen zu können.

5. Versuchen Sie, einen möglichst **regelmäßigen Schlafrhythmus** zu etablieren, der sich so weit wie möglich auch an den Wochenenden fortsetzt. Nutzt man Samstag- und Sonntagvormittag zum Ausschlafen, ergibt sich der Nachteil, dass sich die Schlafzeiten bereits nach diesen 2 Tagen nach hinten verschieben. Vielleicht war das Wochenende erholsam, doch Sonntagabend findet man dann häufig erst umso später in den Schlaf und so beginnt die Woche wieder mit erneutem Schlafdefizit. Halten Sie jeden Tag, möglichst auch am Wochenende, regelmäßige Aufsteh- und Zubettgehzeiten mit einer maximalen Abweichung von 30 Minuten ein: Regelmäßigkeit in Bezug auf die Schlafzeiten und auch auf die Mahlzeiten bieten unseren biologischen Rhythmen eine klare Struktur zur Ausrichtung. Vor allem die Aufstehzeit bildet eine Art Ankerpunkt.

6. Ungünstig für Ihr abendliches Einschlafen ist das – oft nur kurze – Eindösen vor dem Fernseher am Abend. **Vermeiden Sie**

diese Nickerchen: Wenn Sie daraus aufwachen, werden Sie wieder sehr wach und finden oft nicht so bald in den Schlaf.

7. Zum besseren Einschlafen wird zwar traditionell empfohlen, möglichst 3 Stunden vor dem Schlafengehen keine schwere, fetthaltige Mahlzeit mehr zu sich zu nehmen, doch viele Teilnehmer der Schlaf- und Entspannungskurse berichten, **nach einer warmen, üppigen und sogar fettigen Mahlzeit am Abend besser einschlafen zu können.** Das mag damit zusammenhängen, dass der Körper aus einem reichhaltigen Mahl reichlich schlaffördernde Botenstoffe wie *L-Tryptophan* und *Melatonin* beziehen kann. Außerdem macht es schläfrig, wenn sich die Durchblutung nach einem leckeren Mahl in den Verdauungsorganen sammelt. Am besten probieren Sie für sich aus, ob ein opulentes Dinner oder ein leichtes, frühes Abendessen für Sie günstiger ist. In jedem Fall kann ein **kleiner Snack vor dem Zubettgehen** hilfreich sein: Nahrungsmittel wie Milch, Bananen und Schokolade enthalten reichlich L-Tryptophan, das für unsere Schlaf-Chemie wichtig ist. Um bis ins Gehirn gelangen zu können, braucht das L-Tryptophan ein Zuckermolekül als »Taxi« – deswegen gibt man Honig oder Zucker in die Milch.

8. **Trinken Sie 3 Stunden vor dem Zubettgehen keinen Alkohol mehr:** Alkohol verhilft zwar manchem Schlafgestörten zu einem leichteren Einschlafen. Er beeinträchtigt aber gravierend die Schlafqualität und führt gerade in der zweiten Nachthälfte oft zu Durchschlafproblemen. Was viele nicht wissen: Schon relativ geringe Mengen wie 2 Glas Wein oder 1 Liter Bier führen zu einer **Verschlechterung der Schlafqualität.** Vertretbar wäre eher ab und zu mal *ein* Glas Wein oder Bier vor dem Schlafengehen.

9. **Trinken Sie versuchsweise 6–8 Stunden vor dem Zubettgehen keinen Kaffee mehr.** Dass Kaffee als »Wachmacher« erheblich zu Schlafstörungen beitragen kann, wird Ihnen als Binsenweisheit erscheinen. Nur wenige Menschen wissen allerdings, dass je nach individueller Empfindlichkeit die schlafschädigende Wir-

kung von Kaffee 8–14 Stunden anhalten kann. Beachten Sie auch, dass schwarzer und grüner Tee sowie auch Cola ebenfalls Koffein enthalten. Bei Schlafstörungen könnten Sie probeweise einmal für 2 Wochen maximal 3 Tassen Kaffee (oder Tee) vor 10 Uhr vormittags trinken und danach kein Koffein (Teein) mehr zu sich nehmen.

10. **Rauchen** Sie nicht mehr nach 19 Uhr oder geben Sie das Rauchen möglichst ganz auf. Nikotin kann sich auf den Schlaf ähnlich negativ wie Koffein auswirken. Vor allem die Wechselwirkung aus Nikotin und Alkohol kann schlafstörend wirken.

11. **Appetitzügler** oder **einige Schmerzmittel** besitzen manchmal eine aufputschende Wirkung. Achten Sie auf solche Nebenwirkungen oder fragen Sie dazu den Arzt.

12. Vermeiden Sie **körperliche Überanstrengung** nach 18 Uhr. Es dauert nach dem Sport mindestens 3 Stunden, bis die Aktivität des sympathischen Nervensystems wieder abflaut. Gehen Sie aber grundsätzlich sportlichen Aktivitäten am Tage nach: Starke körperliche Anstrengung regt unser sympathisches Nervensystem an, das für Aktivität und Stress zuständig ist. Umgekehrt können Menschen, die tagsüber kaum einer körperlichen Betätigung nachgehen, durch regelmäßiges körperliches Training tagsüber ihren Schlaf verbessern, das gilt besonders für ältere Menschen.

13. **Das Bett sollte nur zum Schlafen benutzt werden**, nicht zum Arbeiten, Telefonieren oder Fernsehen. Das Schlafzimmer sollte nicht gleichzeitig als Wohn- oder Arbeitszimmer dienen, damit dieser Wohnbereich als »Stimulus« eindeutig das Schlafen anregt (siehe auch unter Stimuluskontrolle). Die einzige im Bett erlaubte und sogar wunderbar schlaffördernde Aktivität ist natürlich Sex!

14. **Schaffen Sie zwischen Ihrem Alltag und dem Zubettgehen eine ausgeprägte »Pufferzone«** und eine Entladungs- und Ent-

spannungsphase. Wenn Aufgaben des nächsten Tages, Sorgen und Grübeleien Sie nicht loslassen, hilft es, diese am Abend in einem Tagebuch aufzuschreiben und darin »abzulegen«. Wir werden uns dazu später noch mit dem Thema *Nachtgedankenbuch* beschäftigen.

15. Legen Sie sich ein regelmäßiges **Zubettgeh-Ritual** zu: Eine Reihe regelmäßiger, stets in der gleichen Abfolge durchgeführter Handlungen (zum Beispiel Kontrolle, ob die Haustür verschlossen ist, Licht in anderen Räumen löschen, Umziehen für die Nacht, Heizung abdrehen, Zähne putzen) kann helfen, den Körper bereits im Vorfeld auf die Schlafenszeit einzustimmen. Ihr Zubettgehritual sollte aber nicht länger als 30 Minuten dauern.

16. Was abendliche Unterhaltung betrifft, also Fernsehen, Internetsurfen, Chatten etc., **sollte spannende Unterhaltung oder emotionale Aufregung eher vermieden werden**, wenn man unter Schlafstörungen leidet. Sollten Ihre Gedanken beim Versuch einzuschlafen noch zu stark in den Unterhaltungsthemen feststecken, wird deutlich, dass diese Ihren Geist abends zu sehr aktivieren.

17. **Lesen Sie vor dem Einschlafen.** Das entspannt den Geist, macht schläfrig, ermüdet die Augen und bereitet optimal auf das Einschlafen vor. Lesen Sie vor dem Einschlafen ruhig noch eine ganze Weile! Die Lektüre sollte nicht zu spannend, sondern eher leicht sein – heiter, schöngeistig oder fachlich interessant.

18. **Setzen Sie sich keinem hellen Licht aus,** wenn Sie nachts wach werden und aufstehen müssen: Helles Licht wirkt als »Wachmacher« und ist in der Lage, unsere innere Uhr zu verstellen.

19. **Vermeiden Sie es, nachts auf die Uhr zu gucken.** Der Blick zur Uhr löst meist Stressgedanken aus (»Oje, schon 3 Uhr … die Nacht kann ich mal wieder vergessen!«) und die körperliche Reaktion auf diesen Gedankenstress in Form von Anspannung

lässt Sie umso schwerer in den Schlaf finden. Drehen Sie Ihren Wecker am besten so, dass Sie ihn gar nicht sehen können.

20. Setzen Sie sich nach dem Aufstehen am Morgen nach Möglichkeit etwa eine halbe Stunde lang dem Tageslicht aus: **Tageslicht am Morgen** (auch an einem grauen, bedeckten Tag ist das Tageslicht draußen heller als die künstliche Raumbeleuchtung) hilft, Ihren Schlaf-Wach-Rhythmus zu stabilisieren, verbessert Ihre Stimmung und macht Sie munter.

21. Wissenschaftlich umstritten ist der Mittagsschlaf. Doch viele namhafte Schlafforscher wie zum Beispiel Professor Jürgen Zulley plädieren *für* den Mittagsschlaf, weil er einfach unserem natürlichen inneren Rhythmus entspricht. Sowohl ein Nickerchen von zwanzig Minuten als auch – je nach Schlafdefizit – ein längerer Mittagsschlaf erhöht unsere Leistungsfähigkeit um ein Vielfaches und gleicht Schlafmangel der vorherigen Nacht aus bzw. bildet sozusagen einen »Schlafvorrat«. An dieser Stelle soll also ausdrücklich **zum Mittagsschlaf (oder Nachmittagsschlaf) ermutigt werden!** Etwas anderes ist aber das abendliche Einnicken vor dem Fernseher, wodurch das Einschlafen danach sehr beeinträchtigt sein kann.

22. Bei Menschen, die unter Schlafstörungen leiden, weil sie gegen ihren persönlichen Rhythmus leben (häufig anzutreffen bei »Nachteulen«, die aus beruflichen Gründen früh aufstehen müssen), kann es die Schlafstörungen entschärfen oder sogar beheben, wenn sie mittags oder am Nachmittag regelmäßig einen ein- bis mehrstündigen Schlaf einbauen. Dadurch wird das nächtliche Schlafdefizit ausgeglichen. Im Rahmen Ihres Schlaftagebuchs und der daraus erstellten Diagnose werden wir noch genauer darauf eingehen, ob und wann es sinnvoll sein kann, Ihr Schlafpensum auf die Nacht *und* auf den Tag zu verteilen.

Auch wenn einige dieser Regeln vielleicht beinhalten mögen, dass Sie auf eine liebgewonnene Gewohnheit verzichten müssen, bedenken Sie bitte, dass eine bessere Schlafqualität eine bessere Lebensqualität, mehr Energie und viel bessere Stimmung für Sie bedeutet.

Schlaftabletten?

Wenn Patienten sich mit ihren Schlafstörungen an den Hausarzt wenden, endet dieser Arztbesuch häufig mit der Verschreibung eines Schlafmittels. **Doch viele Schlafgestörte würden eine nicht-medikamentöse Therapie bevorzugen,** weil sie gravierend unter den zahlreichen Nebenwirkungen der Schlafmittel leiden, welche die Symptome meistens ohnehin nur vorübergehend beseitigen.

Nur wenn *alle* anderen Mittel und Versuche (inklusive der Einnahme von Schlaf-Botenstoffen, siehe auch die Kapitel über *L-Tryptophan* und *Melatonin*) scheitern, könnte man eventuell eine *kurzfristige* Einnahme konventioneller Schlaftabletten in Erwägung ziehen. Der Patient sollte allerdings wissen, dass es keine harmlosen oder nebenwirkungsfreien pharmazeutischen Schlafmittel gibt, sondern dass sich die Schlafqualität durch die Einnahme solcher Tabletten verschlechtert, dass »Tablettenschlaf« nicht so regenerierend wie natürlicher Schlaf ist, dass als Nebenwirkungen Abgeschlagenheit, Gereiztheit, Depressionen, Angstneurosen und Psychosen entstehen können und dass nach Absetzen der Schlaftabletten der Schlaf oft vollständig ausbleibt.

Grundsätzlich muss eine Verabreichung von Schlafmitteln immer auf die Dekonditionierung von Schlafstörungen und auf das Wiedererlernen eines gesunden Schlafrhythmus abzielen. Falls das mit Hilfe von *Benzodiazepin-* oder *Zolpidempräparaten* erforderlich erscheint, sollte es unter strikter ärztlicher Kontrolle geschehen. Da diese Schlafmittel *immer* von erheblichen Nebenwirkungen begleitet sind und auch bei kurzfristigem Einsatz ein beträchtliches Suchtpotential beinhalten, sollten sie vom Arzt nur über begrenzte Zeit – maximal für 4 Wochen – verschrieben werden, wobei selbst dann schon eine Medikamentenabhängigkeit entstehen kann, die den Schlaf ohne derartige Mittel nicht mehr eintreten lässt. Bei längerfristiger Einnahme kann auch beispielsweise ein Wirkstoff wie Benzodiazepin an Wirkung verlieren und damit eine Dosissteigerung erzwingen.

Es empfiehlt sich, nur Medikamente einzunehmen, welche die natürlichen Schlafphasen nicht unterdrücken. Hier gehört unter anderem das Medikament *Stilnox* mit dem Wirkstoff *Zolpidem* zur neueren Generation von Schlaftabletten, denn im Gegensatz zu den Benzodiazepinen soll es die gesunde »Schlafarchitektur«, also den gesunden Schlafverlauf inklusive Tiefschlafphasen, wenig verändern. Doch genau wie alle anderen Schlafmittel dieser Kategorie wirkt auch *Stilnox* suchterzeugend; außerdem können als Nebenwirkung besagte Angstneurosen, Depressionen etc. auftreten.

Die typische Klage einer jungen Mutter, die unter Schlafstörungen litt und vom Arzt ein gängiges Schlafmittel verschrieben bekam, lautete beispielsweise, dass sie nun zwar nachts schlafe wie betäubt, aber tagsüber trotzdem genauso müde und erschöpft sei wie zuvor. Außerdem habe sie festgestellt, dass sie ohne das Schlafmittel überhaupt nicht mehr in den Schlaf finden könne.

Das sind die üblichen Auswirkungen der manchmal bedenkenlos verordneten Schlafmittel, denn ähnlich wie bei Drogen wird auch hier ein künstlicher Zustand herbeigeführt, der äußerlich zwar dem Schlaf ähnelt, aber nicht mehr die gesunden Schlafphasen ermöglicht, die für die echte Regeneration wichtig sind. Der Hirnstoffwechsel und die Synapsen zeigen nach kurzer Einnahmezeit deutliche Veränderungen, es wird unter anderem viel weniger Serotonin und Melatonin produziert, was sich dramatisch auf das Befinden auswirkt! Der dadurch verursachte Serotoninmangel lässt Angst und Depression entstehen. Es handelt sich bei Schlafmitteln um drogenähnliche Mittel – das heißt nicht körperidentische chemische Stoffe, die einen eher narkoseähnlichen Zustand generieren.

In welchen Fällen ist eine Einnahme von Schlafmitteln überhaupt vertretbar? In Frage kämen Schlafmittel bei akuten, erst seit kurzer Zeit andauernden Schlafstörungen, die als Folge eines aktuellen Stressfaktors oder infolge eines schweren Schicksalsschlags auftreten. In solchen Fällen können die Schlafstörungen eine unerträgliche Zusatzbelastung sein. Schlafmittel führen dann zu einer schnellen Entlastung des Patienten, der damit immerhin Schlaf finden und einer Verselbständigung der Schlafstörung vorbeugen kann. Dabei ist wichtig, dass die Schlafmitteleinnahme zeitlich auf wenige Wochen begrenzt ist. Auch sollte der Patient auf die vorübergehende Verschlechterung des Schlafes nach »Ausschleichen« (der allmählichen Herunterdosierung) des Medikaments vorbereitet werden. Gegen Ende der medikamentösen Therapie sollten zusätzlich unterstützende, nichtmedikamentöse Hilfen angewandt werden. Beispiele für akute Schlafstörungen, bei denen eine vorübergehende Einnahme von Schlafmitteln eventuell vertretbar sein könnte: Nach der akuten Diagnose eines Tumors, die den Patienten nächtelang grübeln lässt, ob es sich um einen bösartigen oder gutartigen Tumor handelt. Ein anderer Fall wäre der plötzliche Tod des Partners, wenn zusätzlich zur Trauer, den zu erledigenden Formalitäten und der kompletten Lebensumstellung eine kräftezehrende Schlaflosigkeit eintritt.

Bei Schlafstörungen infolge von organisch bedingten starken Schmerzen oder von psychischen Krankheiten könnten Schlafmittel kurzfristig lindernd wirken, indem sie die akuten Leiden des Patienten verringern (zum Beispiel bei schmerzhafter Arthritis oder Rheuma, einer Wirbelsäulenverletzung, einer schweren Depression o. ä.). Mit Besserung der ursächlichen Erkrankung sollten die Schlafmittel sofort wieder ausgeschlichen werden.

Auch bei Narkolepsie, Restless Legs oder schweren Depressionen als Ursache von Schlafproblemen können die vom Arzt verordneten Medikamente die erforderliche Linderung verschaffen.

Wann darf man solche Schlafmittel keinesfalls nehmen?

Wie schon erwähnt, sollte man wegen der schweren negativen Folgewirkungen und der Suchtgefahr Schlafmittel nur bei schwersten Schlafstörungen und nur kurzfristig einnehmen. Hinzu kommen nun noch einige grundsätzliche Kontraindikationen (zu *Benzodiazepin-* und *Zolpidempräparaten*), bei denen man keinesfalls ein Schlafmittel nehmen darf:

- Hierzu gehören Schlafapnoe, Hypoventilation oder Lungenkrankheiten. Da Benzodiazepine die Atmung im Schlaf beeinträchtigen (*atemsuppressiv* wirken), kann dies für den Patienten lebensgefährlich werden.

- Falls der Patient bereits in der Vorgeschichte eine Suchterkrankung aufweist, besteht eine erhöhte Gefahr der Schlafmittelabhängigkeit und des Schlafmittelmissbrauchs.

- Bei älteren Patienten bewirkt die muskelentspannende Wirkung der Schlafmittel eine erhöhte Sturzgefahr in der Nacht (zum Beispiel beim Gang zur Toilette).

Eine Dekonditionierung von Schlafstörungen gelingt mit diesen »Schlafdrogen« selten. Stattdessen ist die Suchtgefahr umso größer und die körpereigene Schlaf-Chemie wird komplett und dauerhaft gestört. Der Schlaf ist nicht annähernd so erholsam, wie der von Melatonin induzierte echte Schlaf. Bei der langfristigen Einnahme von Schlafmitteln muss außerdem die Dosis meist immer weiter erhöht werden und die vorherigen Schlafstörungen kehren teilweise trotz erhöhter Dosis zurück.

Viele Patienten, die einmal mit solchen Tabletten begonnen haben, kommen nicht mehr davon los. Verschreibt der Arzt ihnen irgendwann diese Mittel nicht mehr, ist der Schlaf meistens dauerhaft gestört und zum Teil fast überhaupt nicht mehr möglich. Machen Sie daher bitte einen großen Bogen um Schlafmittel, wenn Ihnen Gesundheit, Wohlbefinden und Schlaf wichtig sind!

In diesem Buch finden Sie zahlreiche Alternativen an wirksamen praktischen Methoden, um mit Sicherheit wieder guten Schlaf zu finden.

Sanfte Hausmittel

- Bewährt ist Großmutters Tipp, **eine warme Milch mit Honig** zu trinken. Denn Milch enthält das beruhigende *L-Tryptophan*, dessen Wirkung durch den Honig noch verstärkt wird.

- Die Entspannung Ihres Nervensystems können Sie durch einen beruhigenden **Kräutertee**, wie beispielsweise Baldrian-Hopfen-Tee oder Kamillentee fördern. Entsprechende **Kräuter-Dragees – Baldrian, Hopfen** und ganz hervorragend **Johanniskraut** – können ebenfalls sehr entspannend wirken, die volle schlaffördernde Wirkung stellt sich jedoch erst nach Wochen kontinuierlicher Einnahme ein.

- Angenehm sind auch **Kräuterkissen im Bett**, die einen angenehmen, sanften Duft verströmen, hier gelten Lavendel, Hopfenblüten oder Kamille als schlaffördernd. Genauso beruhigend wirkt es, vor dem Schlafengehen 1–2 Tropfen reines ätherisches Lavendelöl aufs Kopfkissen zu träufeln.

- Für eine entspannende **Aromatherapiemassage** wird ein hochwertiges kaltgepresstes Öl aus dem Reformhaus, zum Beispiel süßes Mandelöl, Jojobaöl oder reines Distelöl mit dem ätherischen Aromaöl vermischt. In einen Teelöffel Öl mischt man 1 bis 2 Tropfen reinen ätherischen Öls. Mit dieser Mischung aus feinem Öl und Aromaölen können Sie auch die Füße sanft massieren. Wenn Sie diese Düfte lieben, können Sie die Aromatherapiemassage Ihrem ganzen Körper gönnen.
Zum Einschlafen haben sich als ätherische Öle neben Lavendel und Kamille auch Majoran, Neroli, Petit-Grain oder Orange

bewährt. Wählen Sie für sich die Aromen, die Sie gerne riechen und angenehm finden. Wichtig ist, **nur natürliche ätherische Öle** zu verwenden.

- Hilfreich für das Einschlafen sind **warme Füße**. Besonders in der kalten Jahreszeit sind heiße Fußbäder mit ein paar Tropfen der obengenannten ätherischen Öle eine entspannende Wohltat und bilden eine gute Voraussetzung für wohliges Einschlafen. Auch dicke Socken, ein Heizkissen oder eine Wärmflasche können Ihnen bzw. Ihren Füßen das kuschelig-warme Gefühl vermitteln, das Sie leichter ins Land der Träume entschweben lässt.

Natürliche Medizin und Nahrungsergänzungsmittel

Als natürliche und nebenwirkungsfreie Schlafmittel gelten bekanntlich die oben genannten Kräuterwirkstoffe Baldrian, Hopfen und Johanniskraut, die in hoher Dosierung und ohne zeitliche Begrenzung eingenommen werden dürfen. Außerdem wird, auch begleitend zu einer Schlafrestriktionsmethode, die Einnahme von hochdosiertem Vitamin B12 empfohlen, siehe auch unter Kapitel »Naturmedizin und natürliche Mittel«.

Johanniskraut-Kapseln und Hyperforat-Tropfen

Johanniskraut ist neben Baldrian das beste und wirksamste natürliche Mittel, das man für gesunden Schlaf einnehmen kann! Dieses Kraut hat es »in sich« und besitzt vielerlei Heilwirkungen; bei äußerlicher Anwendung lindert der ölige Extrakt der Pflanze beispielsweise Neurodermitis.

Sein stimmungsaufhellender Effekt beruht auf verschiedenen Inhaltsstoffen. *Hypericin*, das beim Zerreiben der leuchtend gelben

Blüten rot wird, ist ein wichtiger Bestandteil, ebenso wie das darin enthaltene *Hyperforin* und die *Flavonoide*. Diese Wirkstoffe intensivieren unser »Glückshormon« *Serotonin* und verlängern seine Wirkungsdauer.

Johanniskraut wirkt auf das zentrale Nervensystem zutiefst beruhigend, angstlösend und entspannend. Es hilft Ihnen, im Alltag ausgeglichener und ruhiger zu sein, ohne zu ermüden. Wegen seiner stimmungsaufhellenden Wirkung wird es auch als pflanzliches Antidepressivum eingesetzt. Die beiden Aspekte der Heilungswirkung machen Johanniskraut doppelt effizient: Bei einer depressiven Verstimmung oder Depression zeigen sich häufig auch Schlafstörungen als Symptom. Als natürliches Mittel kann Johanniskraut in weniger schweren Fällen von depressiver Verstimmung eine sanfte Heilung bewirken, welche sich auf den Schlaf auswirkt, indem sie ein entspanntes Einschlafen und friedlicheren Schlaf ermöglicht.

Doch auch wenn keine Depressionen vorliegen, besitzt Johanniskraut eine ausgesprochen wohltuende, harmonisierende und entspannende Wirkung. Es wirkt schlaffördernd und beruhigend, ohne müde zu machen, und auch sonst wartet es mit keinerlei negativen Nebenwirkungen auf. **In jedem Fall stellt Johanniskraut (neben Baldrian) das beste natürliche Mittel zur Schlafförderung dar, und es empfiehlt sich die tägliche Einnahme in einer hohen Dosierung, das heißt 600 mg – 900 mg Trockenextrakt pro Kapsel.**

Als tief entspannende Einschlafhilfe haben sich auch **Hyperforat-Tropfen bewährt, ein aus Johanniskraut gewonnenes Konzentrat.** Hyperforat-Tropfen sollen insbesondere angstlösend und tiefenentspannend wirken (sie sind in guter Qualität nur in Apotheken erhältlich).

Die volle Wirkung tritt nach einer Anlaufzeit von 2 bis 3 Wochen ein. **Johanniskraut-Kapseln oder Hyperforat-Tropfen können hervorragend als Unterstützung zu sämtlichen anderen Methoden angewandt werden.**

Baldrian

Besonders zu empfehlen sind weiterhin **hochdosierte Baldrianprä-parate** (900 bis 1500 mg Baldriantrockenwurzelextrakt täglich). Die volle Wirkung des Baldrians setzt meist erst nach 2 Wochen ein, sinnvoll ist daher eine langfristige Einnahme, auch wenn sich der gewünschte Schlaf- und Beruhigungseffekt zunächst noch nicht einzustellen scheint.

Hopfen

Auch Hopfen besitzt bekanntlich eine beruhigende Wirkung auf das Nervensystem. Hopfen sollte ebenso wie Baldrian am besten nachmittags oder gegen Abend eingenommen werden, weil beide Mittel ein wenig schläfrig machen können. Auch ein (!) Bier eine halbe Stunde vor dem Schlafengehen kann einschläfernd wirken, ebenso ein Leinensäckchen mit 500 Gramm getrockneten Hopfenblüten (aus der Apotheke) neben dem Kopfkissen.

Aminosäuren

Aminosäuren sind als »Bausteine des Lebens« für nahezu alle Stoffwechselvorgänge unentbehrlich. Dabei ist der Bedarf an Aminosäuren von Mensch zu Mensch unterschiedlich und hängt außerdem von der Art der Ernährung ab. Für guten Schlaf ist zum Beispiel insbesondere ein ausreichender Gehalt an *L-Carnitin*, *L-Ornithin* und *L-Glutamin* erforderlich. Etliche Menschen mit Schlafstörungen haben sehr gute Erfahrungen mit der Einnahme von Aminosäuren gemacht. Die Einnahme eines solchen, am besten mit dem Arzt abgestimmten Präparats muss über etliche Wochen erfolgen, bis sich eine Auswirkung auf den Schlaf bemerkbar macht. Ausführlichere Informationen über Aminosäuren und deren Wirkung können Sie leicht über das Internet beziehen, oder sprechen Sie das Thema einfach bei Ihrem Hausarzt an.

Vitamin B

Ebenfalls empfehlenswert ist ein **hochdosiertes Vitamin-B12-Präparat** in Absprache mit Ihrem Arzt, der generell bei Schlafstörungen überprüfen sollte, ob die Vitamine der B-Gruppe, insbesondere Vitamin B2, B3, B6 und B12, die für die Funktion des Nervensystems, des Immunsystems und für die Produktion von Schlaf-Botenstoffen von Bedeutung sind, in ausreichender Konzentration vorhanden sind.

Magnesium

Auch Magnesiummangel kann in direkter Verbindung mit Schlafstörungen stehen. Mangelerscheinungen von Mineralien kann der Hausarzt mittels Blutuntersuchung einfach feststellen und bei Bedarf ein entsprechendes Präparat verordnen.

Homöopathische Medizin

Homöopathische Komplexmittel

Als homöopathisches Komplexmittel wird das Komplexpräparat *Neurexan®* der Firma Heel empfohlen (unter anderem von Dr. med. Richard Schader aus Prien). Es ist indiziert bei leichten bis mittelschweren Schlafstörungen und nervösen Unruhezuständen und enthält Passionsblume, Hafer, Kaffee sowie Zinkvalerat in homöopathischer Konzentration. Die Einzelsubstanzen dieses Präparats werden seit langem erfolgreich bei Schlafstörungen eingesetzt. Dr. Schader empfiehlt, das Präparat anfangs stündlich einzunehmen und nach einigen Tagen auf die Standarddosierung von dreimal täglich 1 Tablette oder 5 Tropfen zu wechseln. Die beruhigende und schlaffördernde Wirkung setzt laut Dr. Schader langsam ein und sollte nach 2 bis 4 Wochen deutlich spürbar sein. Das Präparat kann langfristig angewendet werden, ohne die Reaktions- und Leistungsfähigkeit einzuschränken.

Auch die Firma Klosterfrau bietet eine homöopathische Wirkstoffkombination an. *Klosterfrau® Dormin* hilft bei seelischen oder körperlichen Störungen sowie bei Erschöpfungszuständen und soll beruhigend bei nervöser Schlaflosigkeit wirken.

Manche haben bei Schlaflosigkeit gute Erfahrungen mit *Schüßler-Salzen* gesammelt. Die Luz'sche Stadtapotheke empfiehlt auf ihren Seiten www.luzsche-stadtapotheke.de/schuessler.htm:
Nr. 5 Kalium phosphoricum – tagsüber 3 × 1 Tablette; und vor dem Schlafengehen: *Nr. 7 Magnesium phosphoricum* (die sogenannte »heiße Sieben«).

Komplexmittel sind für manche Anhänger der Homöopathie sicherlich umstritten; sie bevorzugen eher den einzelnen homöopathischen Wirkstoff, der gezielt und hochpotenziert auf die Störung und seine Ursache einwirken soll.

Klassische Homöopathie

Die klassische Methode nach Samuel Hahnemann scheint auf den ersten Blick paradox: Sie heilt die Krankheit mit einer Arznei, die bei einem Gesunden eine ähnliche Krankheit erzeugen würde, jedoch in extrem verdünnter, also nahezu »entmaterialisierter« oder »feinstofflicher« Form. Diese Fähigkeit des *Simile*, des ähnlichen Mittels, und nicht etwa die Wirkung chemischer Verbindungen auf Zellen oder Organe macht laut Hahnemann eine homöopathische Arznei zum heilenden Agens.

Ein auf Schlafstörungen bezogenes Beispiel: Jemand, der nicht schlafen kann, fühlt sich wach, angespannt und aktiv, muss ohne Unterlass nachdenken und hat dermaßen überreizte Sinne, dass ihn bereits leise, ferne Geräusche stören. Gibt es eine Substanz, die einen Gesunden in diesen Zustand versetzen kann? Ja, einfach der gewöhnliche Bohnenkaffee, der zu stark oder in zu großen Mengen getrunken bei bestimmten Menschen einen solchen Zustand erzeugen kann. Somit kann jemand, dessen Schlafstörungen in dieser Form auftreten, mit *Coffea D12* (also einer homöopathischen Zubereitung des Kaffees) davon geheilt werden.

Homöopathische Mittel

Hier noch einige Empfehlungen zu homöopathischen Mitteln, von der DHU nach Indikation und Ursache differenziert:

Avena sativa (Hafer), Urtinktur:
   Hauptindikationen: Schlaflosigkeit, Erschöpfungszustände; wirkt auf das zentrale Nervensystem.
   Dosierung: Bei nervösen Erschöpfungszuständen 3 x täglich 5–10 Tropfen, bei Schlaflosigkeit abends vor dem Schlafengehen 15–20 Tropfen. Die Wirkung kommt den *Barbitursäurederivaten* nahe, ohne deren nachteilige Nebenwirkungen zu haben.

Avena Sativa D3: Bei Schlafstörungen, vor dem Zubettgehen.

Arsenicum Album D6: Bei Einschlafproblemen.

Aconitum D6: Bei Unruhe, Angst, Ärger und Erregung.

Chamomilla D3: Kinderschlafmittel, trotz Müdigkeit kein Schlaf.

Cypripedium pubescens D6: Allgemeines Kindermittel, nervöse Schlaflosigkeit.

Coffea D12: Schlaflosigkeit aus »Munterkeit«, Angespanntheit und Nervosität.

Strychninum phosphoricum D12: Durchschlafschwierigkeiten als Folge von Alkohol-, Kaffee- oder Tabakmissbrauch und Mangel an Bewegung.

Zincum valerianicum D4: Allgemein bei Schlaflosigkeit.

Bewährt hat sich *Coffea D12*, mitunter ist auch die niedrigere Potenzierung *Coffea D4* vorzuziehen (zum gelegentlichen akuten Einsatz) oder höher potenziert als *D30*, bei allgemeiner Hyperaktivität und Nervosität. Schlafstörungen können je nach Typ und Konstitution jedoch sehr unterschiedliche Ursachen haben. Die homöopathischen Substanzen, die im individuellen Fall wirksam sind, lassen sich am besten mittels gründlicher Anamnese durch einen auf Homöopathie spezialisierten Arzt finden.

Bachblüten

Obwohl Bachblüten genaugenommen nicht zu den homöopathischen Mitteln zählen, wird deren Wirkung doch aufgrund ihrer äußerst schwachen Konzentration von Wirkstoffen eher dem kaum mehr messbaren Bereich zugeschrieben. Außerdem werden sie bestimmten Persönlichkeitstypen zugeordnet, wodurch zumindest eine Ähnlichkeit zur Homöopathie besteht – daher seien die Bachblüten auch hier unter dieser Kategorie als helfende Mittel erwähnt. Wer sich gerne mit Bachblüten hilft, kann als allgemeine Kombination zur Therapie von Ein- und Durchschlafstörungen eine Mischung aus *Mimulus*, *Impatiens* und *White Chestnut* einsetzen. Bei nervöser Überreizung kommen zusätzlich *Cherry Plum*, eventuell auch *Oak* oder *Rock Water* in Frage. Sollte eine depressive Verstimmung die Schlafstörungen verursachen, können *Gorse* oder *Wild Rose* helfen; bei Schicksalsschlägen *Sweet Chestnut*. Die Mischung wird etwa eine Stunde vor dem Schlafengehen eingenommen, ist nebenwirkungsfrei und kann mit jedem anderen Präparat außer homöopathischen Mitteln kombiniert werden.

Grundsätzlich lassen sich die Mittel, die in »Sanfte Hausmittel«, »Natürliche Mittel« und »Homöopathische Medizin« vorgestellt wurden, sehr gut mit sämtlichen psychovegetativen Therapien, wie sie in den folgenden Kapiteln beschrieben werden, kombinieren und wirken unterstützend.

Stimuluskontrolle und Schlafrestriktion

Eine erlernte, bereits etablierte Schlafstörung bedarf sozusagen einer **Neuprogrammierung des Schlafverhaltens**, also einer Dekonditionierung: die Schlafstörungen müssen wieder VERlernt werden. Mehrere Verhaltenskonditionierungen haben sich hierbei in medizinischen Studien als wirksam erwiesen. Bei diesen therapeutischen Methoden wird vor allem mit gezieltem Schlafentzug, einem zeitlich festgelegten »Schlaffenster« mit strikter Schlafzeitbeschränkung oder mit Schlafzeitverschiebung gearbeitet. Diese schlafbeschränkenden Methoden fassen wir sämtlich unter dem Begriff *Schlafrestriktionstherapie* zusammen.

Die Methode der Stimuluskontrolle

Die Stimuluskontrolle besagt: »Das Bett ist nur zum Schlafen da.« Sie beinhaltet, dass der Patient die Situation des Schlafengehens, das Schlafzimmer und das Bett nur noch mit dem Einschlafen und Schlafen verbindet.

Die Stimuluskontrolle beschäftigt sich dabei konkret mit dem Verhalten im Bett. Bestimmte Verhaltensweisen im Bett (wie fernsehen, essen, aber auch grübeln, sich ärgern, wach liegen und sich Sorgen machen) können dazu führen, dass das Bett zu einem Ort wird, der mehr mit diesen eher aktiven Tätigkeiten als mit Schlafen verbunden ist. Im Laufe von Jahren führen solche Assoziationen möglicherweise zu einer Aktivierung oder Anspannung, die das abendliche Einschlafen verhindert.

Im ungünstigsten Fall reicht bei Patienten mit chronischen Schlafstörungen schon der Anblick des Bettes aus, um den Blutdruck steigen zu lassen. Bei gesunden Schläfern löst der Anblick des Bettes stattdessen ein leichtes Absinken des Blutdruckes und ein Entspannungsgefühl aus. Schlafgestörte Menschen berichten, dass sie abends todmüde ins Bett sinken, doch wenn sie das Licht löschen, seien sie wieder hellwach. Damit wird das Bett für sie zu einem »Ort des Schreckens«.

Damit das Bett wieder zu einem angenehmen, behaglichen Ort wird, der mit Schlafen verbunden ist, stellt die Stimuluskontrolle folgende Regeln auf:

1. **Gehen Sie erst zu Bett, wenn Sie sich wirklich sehr müde und schläfrig fühlen;** das kann beispielsweise erst um 2 Uhr nachts sein.

2. **Nutzen Sie Ihr Bett zu nichts anderem als zum Schlafen.** Weder fernsehen, essen, telefonieren, grübeln noch streiten mit dem Partner/in sind erlaubt. Zwei Ausnahmen gibt es natürlich: sexuelle Aktivitäten und entspannende Bettlektüre.

3. **Sobald Sie ins Bett gehen, schalten Sie das Licht aus. Sollten Sie innerhalb der nächsten Viertel- bis halben Stunde** nicht einschlafen, stehen Sie wieder auf und gehen in einen anderen Raum. Gehen Sie dort einer eher ruhigen Aktivität nach und legen Sie sich erst dann wieder ins Bett, wenn Sie sich richtig schläfrig fühlen.

4. **Wenn Sie innerhalb einer weiteren Viertel- bis halben Stunde immer noch nicht eingeschlafen sind, stehen Sie erneut auf.** Wiederholen Sie dies so oft wie nötig innerhalb einer Nacht. Tun Sie dies auch dann, wenn Sie plötzlich mitten in der Nacht aufwachen und nicht innerhalb von einer Viertelstunde wieder einschlafen. Morgens stehen Sie trotzdem zur gewohnten Zeit auf.

Der **Vorteil** der Methode besteht darin, dass die Technik der Stimuluskontrolle, über mehrere Wochen angewendet, ein relativ wirksames schulmedizinisches Verfahren zur Behandlung von Ein- und Durchschlafstörungen darstellt.

Nachteile und Nebenwirkungen bestehen darin, dass mehrfaches nächtliches Aufstehen, verbunden mit irgendwelchen Aktivitäten, nicht unbedingt das ruhige Durchschlafen konditioniert, weil wiederholte nächtliche Aktivitäten den natürlichen biologischen Rhythmus durcheinanderbringen können. **Daher Vorsicht! Manche Schlafgestörten finden nach einer Weile kaum noch Schlaf, weil ihr Schlaf-Wach-Rhythmus noch mehr durcheinandergerät.**

Zudem tritt durch die verkürzte Schlafdauer eine enorme Tagesmüdigkeit, Konzentrationsschwäche, Reizbarkeit und Schläfrigkeit auf. Die Leistungsfähigkeit und das Reaktionsvermögen können derart stark beeinträchtigt sein, dass zum Beispiel vom Autofahren abgeraten wird. Leidet der Patient unter körperlichen oder psychischen Problemen, ist wegen der erheblichen Nebenwirkungen das Einverständnis des behandelnden Arztes einzuholen. Die Einhaltung der Regeln erfordert viel Disziplin und Konsequenz. Ohne therapeutische Kontrolle und Beistand brechen viele Patienten diese Therapie vorzeitig ab.

Die Schlafrestriktionstherapie

Noch etwas radikaler und systematischer setzt die Schlafrestriktion, **also die systematisch geplante Schlafzeitbegrenzung**, Ihre Müdigkeit als Therapiegrundlage ein.

Wenn man mehrere Nächte lang nicht geschlafen hat, hilft sich der Körper normalerweise irgendwann selbst und führt den Schlaf zwangsweise herbei. Die Schlafrestriktion nützt dies, indem sie das nächtliche »Schlaffenster«, also die im Bett verbrachte Zeit, verkürzt. Häufig ist nämlich das Grübeln über Gott und die Welt und über das Nicht-einschlafen-Können der Grund dafür, dass man vielleicht 9 Stunden im Bett liegt, aber nur 4 Stunden davon schläft.

Das Schlaffenster (die im Bett verbrachte Zeit) ist dann zu groß. Also reduziert man die im Bett verbrachte Zeit auf ein Minimum, welches in etwa der tatsächlichen Schlafdauer entspricht, minimal jedoch auf 5 Stunden. Wenn der Betreffende in den vergangenen Nächten nur insgesamt 5 Stunden geschlafen hat, dann darf er auch nur 5 Stunden im Bett verbringen. Dies soll dazu führen, dass der Betroffene rasch einschläft, statt sich im Bett zu wälzen und sich Gedanken zu machen.

Die für den Schlaf bemessene Zeit wird genau als »Schlaffenster« festgelegt. Als Schlaffenster wird die Zeit bezeichnet, die der Patient im Bett verbringen darf. Dabei wird die Dauer der Bettliegezeit genau festgelegt mitsamt den jeweiligen Zubettgeh- und Aufstehzeiten. Der Patient darf dann beispielsweise erst um 2 Uhr nachts ins Bett gehen. Bis zu diesem Zeitpunkt darf er sich nicht hinlegen, auch nicht auf ein Sofa, sondern muss zumindest sitzen und sich in irgendeiner Form beschäftigen. Bis zum Wecken dürfen dann nur besagte 5 Stunden vergehen, um das Schlafkontingent auf dem knappen Level zu halten. Wenn der Wecker dann um 7 Uhr klingelt, muss der Patient sofort das Bett verlassen, ganz gleich, wie müde er sich noch fühlt.

Während der Schlafrestriktion werden die von der inneren Uhr gesteuerten Leistungs- und Müdigkeitsschwankungen vermutlich noch stärker erlebt werden. Es ist wichtig, zu wissen, dass die spontanen Erschöpfungszustände nicht den ganzen Tag in vollem Ausmaß anhalten, sondern oft nach einer Stunde wieder verschwinden. Ein Spaziergang an frischer Luft oder gymnastische Übungen können helfen, solch ein Tief zu überwinden.

Bei den durchschnittlich 5 bis 6 Stunden der für das Schlafen eingeplanten Zeit wird häufig nach einigen Wochen eine Schlafeffizienz von 85% erreicht, das heißt, dass die im Bett verbrachte Zeit von 5 bis 6 Stunden also zu wieder zu 85% schlafend verbracht wird. Ist diese Schlafeffizienz erreicht, darf das Schlaffenster um eine Viertelstunde ausgedehnt werden, so dass sich die Gesamtschlafdauer verlängern kann. Für viele Patienten hat sich die gesamte Schlafdauer nach einem halben Jahr um insgesamt eine Viertel- bis Dreiviertelstunde pro Nacht erhöht. Das mag relativ wenig sein, doch für Menschen mit massiven Schlafproblemen stellen vielleicht auch schon 15 Minuten mehr Schlafenszeit eine gewisse Verbesserung dar.

Was genau bewirkt eine Schlafrestriktion?

Ziel einer Schlafrestriktionstherapie ist es, in das Missverhältnis zwischen tatsächlicher Schlafdauer und der insgesamt im Bett verbrachten Zeit einzugreifen. Die meisten Schlafgestörten verbringen nämlich zuviel Zeit im Wachzustand im Bett, um genügend Schlaf »zusammenzukratzen«, schlafen davon insgesamt aber nur wenige Stunden. Mit der Schlafrestriktion wird zunächst auf eine Verbesserung der Schlafkontinuität abgezielt, da die Erholsamkeit einer zusammenhängenden Kurzschlafphase größer ist als die einer zerstückelten, über mehrere Stunden verteilten, insgesamt aber gleichlangen Schlafdauer, nach dem Motto: »Weniger ist mehr.« Durch die Verkürzung der im Bett verbrachten Zeit kann der Teufelskreislauf der Schlafstörung durchbrochen werden.

- **Die Einschränkung der Bettliegezeit führt zu einem Schlafentzugseffekt.** Die dadurch hervorgerufene Müdigkeit soll in der Folge ein schnelleres Einschlafen und einen besseren, tieferen Schlaf ermöglichen. Der Schlaf- und Wachrhythmus soll harmonisiert werden und möglichst »effizienten« Schlaf bewirken.

- **Die Beschränkung der im Bett verbrachten Zeit soll zu einer Verringerung der Wachliegezeiten führen.** »Im-Bett-Sein« wird zunehmend mit Schlafen gleichgesetzt.

- **Der Patient vermag über diese Methode Einfluss auf seinen Schlaf zu nehmen** und fühlt sich nicht länger den Schlafproblemen hilflos ausgeliefert.

Wie wendet man die Schlafrestriktion an?

Bei der Schlafrestriktion wird die Schlafzeit wie gesagt durch ein zeitlich genau festgelegtes Schlaffenster begrenzt und insbesondere am Anfang stark eingeschränkt.

Beispiel: Das Schlaffenster wird zunächst zwischen 24 Uhr und 6 Uhr festgelegt. Dies bedeutet, dass der Patient frühestens um 24 Uhr zu Bett gehen darf und spätestens um 6 Uhr aufstehen muss.

In der übrigen Zeit von 6 Uhr morgens bis Mitternacht darf der Patient sich auf gar keinen Fall hinlegen und auch keinen Tagesschlaf machen. Diese Festlegung des Schlaffensters ist unabhängig davon, ob der Patient in der Zeit zwischen 24 Uhr und 6 Uhr schläft, wacht oder sogar aufsteht.

Gerade in der Anfangsphase einer solchen Schlafrestriktion nimmt die Tagesmüdigkeit extrem zu. Dieser zunehmende »Schlafdruck« soll die Ein- und Durchschlaffähigkeit verbessern. Es ist bei der klassischen Schlafrestriktion deshalb wichtig, dass der Patient nicht von seinem Schlaffenster abweicht, indem er sich tagsüber hinlegt, früher zu Bett geht oder am Morgen länger liegen bleibt. (Die Abwandlung, einen [Nach-]Mittagsschlaf in den Tagesverlauf einzubauen, wird später noch erörtert.) In dieser Anfangszeit ist es hilfreich, sich zu überlegen, wie man am besten mit der zunehmenden Tagesmüdigkeit umgehen kann – zum Beispiel an die frische Luft gehen, Pausen machen und die Beine hochlegen oder sich mit kaltem Wasser erfrischen – und was man in der zusätzlichen Zeit, die durch die kürzere Liegedauer zur Verfügung steht, anfangen kann.

Als kritisch erweisen sich dabei die späten Abendstunden. Wegen der zunehmenden Einschlafgefährdung am Tage und der verminderten Leistungs- und Konzentrationsfähigkeit ist dem Patienten unter anderem vom Autofahren abzuraten. Familienmitglieder sollten auf jeden Fall informiert sein, dass der erhöhte Schlafdruck zu Reizbarkeit und depressiver Verstimmung führen kann.

Festlegung des Schlaffensters

Für das Schlaffenster müssen sowohl die Dauer als auch die konkreten Uhrzeiten festgelegt werden. Die Dauer des ersten Schlaffensters richtet sich nach der durchschnittlichen Schlafdauer während der letzten 2 Wochen des zuvor vom Patienten geführten Schlaftagebuchs. Hat der Patient in der letzten Woche im Durchschnitt 5,5 Stunden Schlaf eingetragen, sollte die Dauer des Schlaffensters auch 5,5 Stunden betragen. Das Schlaffenster sollte aber grundsätzlich 5 Stunden nicht unterschreiten, auch wenn die durchschnittliche Gesamtschlafzeit des Patienten beispielsweise nur 4 Stunden betragen hatte.

Bei der Festlegung der Zubettgeh- und Aufstehzeit sollten die Gewohnheiten und der Typus (Morgen- oder Abendmensch) des Patienten berücksichtigt werden. Wichtig ist, dass das einmal festgelegte Schlaffenster eingehalten wird, damit sich der Körper auf die neuen Zeiten einstellen kann.

Wie und wann wird das erste Schlaffenster verändert?

Die Ausweitung des ersten Schlaffensters richtet sich nach der Zunahme der Schlafeffizienz, also der *schlafend* im Bett verbrachten Zeit, und sollte frühestens nach einer Woche erfolgen. Eine Schlafeffizienz von 50% würde heißen, dass jemand zum Beispiel 8 Stunden im Bett gelegen hat, davon aber nur 4 Stunden geschlafen hat. Natürlich erreicht auch ein gesunder Schläfer keine 100-prozentige Schlafeffizienz; je nach Alter liegt die Schlafeffizienz eines gesunden Schläfers durchschnittlich zwischen 80% und 90%, auch eine nächtliche Wachphase oder gelegentlich eine Nacht mit schlechtem bzw. wenig Schlaf gelten als völlig normal.

Jeden Morgen notiert man sich die Schlafzeiten der Nacht. Nach der ersten Woche wertet man mittels dieser Schlafprotokolle seine Schlafeffizienz aus und vergleicht den Wert mit dem der vorherigen Woche. Hat die Schlafeffizienz aufgrund des vorausgegangenen Schlafdrucks zugenommen und beträgt 85% oder mehr, kann das Schlaffenster in der folgenden Woche um 15 Minuten verlängert werden. Ist die Schlafeffizienz hingegen kleiner als 85%, dann wird das Schlaffenster für die kommende Woche um 15 Minuten verkürzt – es sei denn, dass es bereits nur 5 Stunden umfasste. Bei Patienten mit chronischen Schlafstörungen dauert es im Durchschnitt mindestens 3 Wochen, bis für ein festgelegtes Schlaffenster eine Schlafeffizienz von 85% erreicht ist.

Dauer und Therapieziel der Schlafrestriktion

Ziel der Schlafrestriktion ist es, innerhalb einer 6- bis 10-wöchigen Therapiephase eine kontinuierliche Schlafzeit von 5 bis 7 Stunden zu ermöglichen. Im Anschluss an die Therapie kann der Patient diese langsam im Alleingang weiter ausbauen.

Die **Chance** der Methode besteht darin, dass sie sich für etliche Patienten bewährt und zu Verbesserungen geführt hat. Die so Trainierten schlafen nach 6 Monaten oft noch besser als 3 Monate nach der Restriktionstherapie.

Die **Gefahr** dieser Methode besteht darin, dass die Zeitbegrenzung manche Menschen innerlich verstärkt unter Druck setzt und diese aufgrund des strikten Zeitlimits noch weniger schlafen als zuvor.

Schlafentzug für eine Nacht zum besseren Einschlafen

Eine weitere Therapieform, die mit Schlafentzug arbeitet, nennt sich *Schlafentzug für eine Nacht mit darauffolgender Schlafzeitverschiebung*. Sie wurde unter anderem von Prof. Dr. med. Göran Hajak entwickelt. Dabei wird durch gezielten Schlafentzug darauf hingearbeitet, die Einschlafzeit nach vorne zu verschieben, und zwar durch einen kompletten Schlafentzug für eine Nacht. Das wäre beispielsweise am Wochenende leicht möglich.

Man geht also eine Nacht lang nicht ins Bett, beschäftigt sich die Nacht über und verbringt die Zeit im Wachzustand. Dabei darf man sich nicht hinlegen. *Am darauffolgenden Abend geht man zur erwünschten Einschlafzeit ins Bett.* Sobald man aufwacht, steht man sofort wieder auf und bleibt bis zum darauffolgenden Abend wach. **Diese Methode zielt vor allem darauf ab, wieder besser und früher einzuschlafen.**

Doch auch hier gilt es, darauf zu achten, dass die Schlafstörungen nicht schlimmer werden. Weichen Sie in dem Fall einer weiteren Schlafverschlechterung bitte auf die einzige Schlafzeitverschiebung aus, die keine Risiken für Ihre Schlaf-Chemie und Ihren Schlafstoffwechsel (d.h. eine weitere Überproduktion des Stresshormons

Cortisol) mit sich bringt, und das ist die schrittweise Verschiebung der Schlafenszeit.

Die sanfte Version: Schrittweise Schlafzeitverschiebung

Zu empfehlen ist die folgende, etwas sanftere Methode, um auf die Einschlafprobleme einzuwirken. Die Methode ist einfach: Um früher am Abend einschlafen zu können und damit die Schlafenszeit dauerhaft nach vorne zu verlegen, wird die **Schlafenszeit schrittweise immer weiter nach hinten** verschoben.

Viele Schlafgestörte finden ohnehin erst gegen Morgen in den Schlaf – genau aus diesem Grund wird der Schlaf nach hinten verschoben. Denn Patienten können in der Regel ihre Schlafphase nicht willentlich vor-, jedoch ohne weiteres nach hinten verschieben. Diese Neuprogrammierung der Schlafenszeit ist simpel, erfordert aber eine Woche Urlaub.

Wenn man beispielsweise oft erst gegen 4 Uhr nachts einschlafen kann, bleibt man in der ersten Nacht noch länger auf und geht 2 Stunden später als zur üblichen Einschlafzeit zu Bett, in dem Fall also erst gegen 6 Uhr morgens. Man schläft sein übliches Pensum, also tagsüber, bleibt die nachfolgende Nacht wach und geht dann 4 Stunden später ins Bett als in der Nacht zuvor, also gegen 10 Uhr vormittags. Man schläft also vorübergehend tagsüber. Danach geht man gegen 14 Uhr schlafen, dann gegen 18 Uhr, dann gegen 22 Uhr. Hier versuchen wir den Zubettgeh-Zeitpunkt zu halten, und gehen am nächsten Abend wieder um 22 Uhr zu Bett, so dass die erwünschte Zubettgeh- und Aufstehzeit erreicht sind. Ein solches Vorgehen erfordert bestenfalls mindestens eine Woche Urlaubszeit.

Diese Methode führt oft zum erwünschten Erfolg. Wenn das in Ihrem Fall nicht funktionieren sollte, können Sie diese Methode noch abmildern, um Ihrem Körper die veränderten Einschlafzeiten zu erleichtern. Sie nehmen anstelle der vierstündigen Verschiebung eine zweistündige Verschiebung vor. Die Zubettgeh-Zeiten wären also zunächst 6 Uhr morgens, am nächsten Tag 8 Uhr morgens, dann 10 Uhr, 12 Uhr, 14 Uhr usw., bis Sie bei 22 Uhr Schlafenszeit angelangt sind. Das erscheint zwar zunächst etwas umständlich und zeitaufwendig, ist aber im Vergleich zu anderen Therapieformen unter Umständen die dennoch am schnellsten wirksame Methode.

Die Risiken der Schlafrestriktionstherapie

An dieser Stelle muss unbedingt auf die **Risiken jeglicher Schlafrestriktionstherapie** hingewiesen werden, denn diese Methode ist keineswegs für jeden geeignet. **Geht Ihre Schlafstörung nämlich mit einer zu hohen *Cortisolproduktion* einher** oder wird Ihre Schlafstörung sogar durch eine zu hohe Cortisolproduktion verursacht, kann sich die Schlafstörung durch die Methode der »Stimuluskontrolle« oder der »Schlafrestriktionstherapie« dauerhaft verschlimmern.

Cortisol ist ähnlich wie das *Adrenalin* ein Stresshormon, das uns unter Belastung, Erschöpfung und Stress leistungs- und überlebensfähig macht. Es wird vom Körper allerdings nicht so schnell wieder abgebaut wie Adrenalin; außerdem behindert Cortisol die Bildung von Schlafbotenstoffen, die uns das Schlafen überhaupt erst ermöglichen.

Von jeder Methode, die das Schlafpensum einschränkt, ist dann unbedingt abzuraten, sonst wird Ihre erhöhte Cortisolproduktion durch den mit Schlafrestriktion einhergehenden Schlafmangel weiter erhöht.

Bei ohnehin erhöhtem Cortisolspiegel erzeugen Sie damit eine Art »Hyperaktivität« oder den Zustand eines zu hochtourig laufenden Motors, um die Pflichten des Alltags trotz des fehlenden Schlafs und der permanenten Erschöpfung überhaupt noch bewältigen zu können. Mehr und mehr Cortisol und Adrenalin werden produziert, wobei diese beiden Botenstoffe gleichzeitig die Bildung des Schlafhormons Melatonin drosseln.

Auf jeden Fall wird durch Schlafentzug bei vorhandener Cortisol-überproduktion die negative Wechselwirkung noch weiter hochgeschaukelt. Der Schlafentzug führt zu weiterer Überreizung und Aufgedrehtheit, und infolgedessen zu noch höherer Cortisolproduktion. Ihr Organismus befindet sich ständig im Alarmzustand. Melatonin wird irgendwann fast gar nicht mehr gebildet. Im Extremfall schläft der Patient dann fast überhaupt nicht mehr. Ein solcher Teufelskreis entspricht einer ernstzunehmenden Erkrankung, die bald zum Burn-Out-Syndrom oder zum Nervenzusammenbruch führen kann.

Wie aber können Sie wissen, ob Ihr Cortisolspiegel zu hoch ist und damit für Ihre Schlafstörungen verantwortlich ist?

Zum einen bringt natürlich eine Blutanalyse durch den Neurologen Aufschluss. Zum anderen können Sie einen zu hohen Cortisolspiegel daran erkennen, dass eine Schlafrestriktion unmittelbar zu einer weiteren Verschlechterung Ihrer Schlafprobleme führt. Verlängert sich Ihre Einschlafphase noch mehr? Wachen Sie nachts noch häufiger auf? Wachen Sie morgens noch früher auf? Finden Sie insgesamt jetzt noch weniger Schlaf? **In diesen Fällen sollten Sie schlafzeitbeschränkende Methoden sofort beenden!**

Lediglich die zuletzt beschriebene **schrittweise Schlafzeitverschiebung** können Sie dann **ohne das Risiko** einsetzen, dass eine bereits erhöhte Cortisolproduktion noch weiter gesteigert wird. Denn hier wird das Schlafpensum nicht verkürzt, sondern die Schlafenszeit wird nur immer weiter verschoben, bis die erwünschten Schlaf- und Wachzeiten erreicht sind.

Weitere schlaftherapeutische Methoden

Schlafportionierung: Mittags- oder Nachmittagsschlaf

Die Radikalität oder Strenge einer Schlafrestriktionstherapie kann durch einen regelmäßigen, tiefen Schlaf tagsüber deutlich entschärft werden. **Generell kann eine Schlafzeit tagsüber Ihre Schlafstörungen und das damit verbundene Schlafdefizit hervorragend ausgleichen.**

Ein Schlaf tagsüber entspricht unserem *Biorhythmus* und gleicht die täglichen Leistungstiefs aus, die gegen 13 Uhr und dann wieder gegen 16 Uhr auftreten. Es ist auch beispielsweise für Schüler wichtig zu wissen, dass alles Gelernte durch eine daran anschließende Schlafphase besser abgespeichert wird, außerdem ist nach einer Schlafzeit wieder die volle Konzentrations- und Leistungsfähigkeit vorhanden.

Der Tagesschlaf liegt mittlerweile wieder voll im Trend und wird ganz schick als Power-Napping bezeichnet. Vor allem in Japan steht *Power-Napping* hoch im Kurs. Die Japaner sollen angeblich mehrmals täglich ein Nickerchen einlegen, und sei es während einer Busfahrt, dafür schlafen sie nachts weniger. Auch in Deutschland wird bereits von etlichen Konzernen ein kurzer Mittagsschlaf zum Auftanken empfohlen, manche Büros sind sogar schon mit Schlafcouch oder Liege ausgestattet, andere Firmen haben Ruheräume eingerichtet.

Es gibt unterschiedliche Meinungen über einen von vornherein zeitlich begrenzten Tagesschlaf, aber zugunsten der ungestörten Schlafphasen wird hier (wenn irgend praktikabel) für einen Tagesschlaf ohne Wecker und Zeitbegrenzung plädiert. Ihr Körper sollte sich das holen dürfen, was er an Schlaf und Entspannung benötigt, ohne durch den Wecker aus einer wichtigen Schlafphase gerissen zu werden.

Den Tagesschlaf sollten Sie mittags oder nachmittags regelmäßig einplanen, nachdem Sie ausprobiert haben, ob Sie tagsüber zur gewünschten Zeit überhaupt schlafen *können*. Für Ihren Mittags- oder Nachmittagsschlaf sollten Sie sich in Ihr verdunkeltes Schlafzimmer zurückziehen. Störfaktoren wie Lärm, Telefon oder ähnliches sollten ausgeschlossen sein.

Falls Sie zu den Nachtmenschen gehören, können Sie sich mit dem Tagesschlaf erlauben, abends oder nachts noch zu arbeiten oder kreativ tätig zu sein und trotzdem immer ausgeschlafen zu sein.

Der regelmäßige Tagesschlaf bietet auf jeden Fall eine sehr gute Alternative zu den Methoden der Schlafrestriktion und der Schlafzeitverschiebung. Wenn es Ihnen einfach nicht gelingen will, die nächtliche Schlafphase auf den verfügbaren Zeitraum auszudehnen, oder die Methode der Schlafrestriktion nicht funktioniert, probieren Sie doch einmal diese Version aus, um Ihren Schlafbedarf zu decken. Sie können den Tagesschlaf probeweise einmal mit Ihrer Version der Schlafrestriktion kombinieren, vielleicht ist eine solche »Portionierung« des Schlafs Ihr optimales Schlafrezept.

In jedem Fall schaffen Sie sich mit einer regelmäßigen tiefen Schlafzeit tagsüber eine wunderbare Energiequelle, die Sie wieder vollständig fit und leistungsfähig macht und den Schlafdruck nimmt.

Die Lichttherapie

Eine ergänzende nichtmedikamentöse Behandlungsform stellt die Lichttherapie dar, die von der Schulmedizin vor allem älteren Menschen empfohlen wird. Denn das Licht ist unser »Taktgeber«; es wirkt sich auf unseren Rhythmus und den hormonellen Stoffwechsel aus und bestimmt unseren Schlaf- und Wachrhythmus.

Im Dunklen bildet die Zirbeldrüse das Schlafhormon *Melatonin*; das den Schlaf einleitet. Sind wir hingegen hellem Licht (ab 2.500 Lux) ausgesetzt, erhält die Zirbeldrüse die Information, die

Melatoninausschüttung zu unterdrücken. Ein Mangel an Licht kann Schlafstörungen begünstigen, weil das direkte helle Tageslicht, das den biologischen Rhythmus aller Lebewesen seit Jahrmillionen bestimmt, sich nicht auswirken kann.

Die Lichttherapie vermag vor allem bei älteren Menschen sehr günstig auf den Tag-Nacht-Rhythmus einzuwirken. Im Rahmen einer in Norwegen durchgeführten Studie wurden schlafgestörte ältere Menschen 2 Wochen lang jeden Morgen für 2 Stunden hellem Licht ausgesetzt. Dadurch verbesserte sich ihr Nachtschlaf deutlich: Die Schlafeffizienz erhöhte sich von 73% auf 86%, die nächtliche Wachliegezeit reduzierte sich um fast 2 Stunden. Die Patienten konnten abends schneller einschlafen und fühlten sich tagsüber wacher.

Für Schlafstörungen jeder Art kann es hilfreich sein, **sich möglichst bald nach dem Aufstehen der Wirkung von direktem hellen Tageslicht auszusetzen und für mindestens 5 Minuten – wirksamer wäre eine halbe Stunde – draußen spazieren zu gehen.** Die Helligkeit im Freien entspricht auch an einem bedeckten Wintertag ungefähr der Lichtexposition durch ein Lichttherapiegerät. Die innere Uhr wird dadurch günstig beeinflusst, außerdem fühlt man sich daraufhin wacher und frischer, weil der Stoffwechsel unmittelbar auf den leistungsfähigen und aktiven »Wachmodus« umschaltet. Auch tagsüber wirkt sich Tageslicht und vor allem direktes Sonnenlicht auf den Stoffwechsel aus. Im Gehirn bildet sich durch Tages- und besonders Sonnenlicht vermehrt *Serotonin*, der Botenstoff, der uns ausgeglichen und gutgelaunt macht, und der durch innere Gelassenheit den Schlaf fördert.

Die Kognitive Therapie

Bei der *Kognitiven Therapie* handelt es sich um eine Therapieform, die jede schlaffördernde Methode unterstützt und die eine der grundlegenden Ursachen von Einschlaf- und Durchschlafstörungen entschärft. Unter Kognitiver Therapie versteht man Techniken, mit deren Hilfe man durch bewusste gedankliche Ausrichtung sein Denken beeinflusst und verändert. **Kognitive Techniken zielen in erster Linie darauf ab, zwanghaftes ununterbrochenes Gedankenkreisen (»Ich muss jetzt schlafen!«) und anhaltendes Grübeln über Probleme oder Banalitäten in der Nacht zu unterbrechen.** Bei Schlafstörungen sollte die Kognitive Therapie am besten ein Therapieelement von mehreren sein und nicht als einzige Methode angewandt werden.

Für viele Patienten scheint es grundsätzlich schwer vorstellbar, dass »bloße« Gedanken für ihr Problem eine entscheidende Rolle spielen könnten. Im Kapitel »Denken produziert chemische Stoffe – Chemische Stoffe produzieren Gefühle« werden wir uns mit dieser Thematik, wie Gedanken zu bestimmten Stoffwechselreaktionen, Gefühlen und Problemen führen, ausführlich beschäftigen.

Eine wichtige Grundlage für eine angemessene Einschätzung des eigenen Schlafs besteht darin, einmal den »normalen, gesunden Schlaf« zu definieren, denn viele Betroffene haben falsche und häufig auch angstbesetzte Vorstellungen über den Verlauf des normalen, gesunden Schlafs (zum Beispiel: »Wer nicht genug schläft, wird verrückt« oder »Zum gesunden Schlaf gehört es, nachts niemals aufzuwachen«). Nicht selten sind es solche Gedanken, die zur Aufrechterhaltung der Schlafstörung beitragen. Das Wissen über den normalen Schlaf ist zugleich die Voraussetzung dafür, dass man als Betroffener einschätzen kann, welche Anteile des eigenen Schlafverhaltens »gesund« und welche »gestört« sind.

Ein Beispiel: Viele Patienten beklagen, dass sie regelmäßig nach anderthalb Stunden bereits das erste Mal wach werden. Tatsächlich kann dieses Aufwachen zu einem natürlichen Schlafablauf dazugehören, weil es unserer »Schlafarchitektur« mit ihren Leichtschlafphasen entspricht.

Weiterhin stellt das Wissen über den normalen Schlaf auch die Grundlage für das Verständnis der Ursachen der eigenen Schlafstörung dar.

Ein Beispiel: Gerade von älteren Patienten wird das kurze Einnicken am Abend vor dem Fernseher nicht mit ihren Durchschlafproblemen in Verbindung gebracht. Tatsächlich kann aber so ein »Minischlaf« am Abend, auch wenn er nur Minuten dauert, erheblich den Nachtschlaf beeinträchtigen.

Das Wissen darüber, wie gesunder Schlaf funktioniert, ist auch die Voraussetzung dafür, dass man versteht, warum man bestimmte Verhaltensweisen ändern sollte, um den Schlaf zu verbessern. Ohne dieses Verständnis würde man sehr schnell am Sinn solcher häufig nicht leicht durchzuführenden Verhaltensänderungen zweifeln und sie dann nur halbherzig umsetzen.

Ein Beispiel: Eine generelle Empfehlung bei Schlafstörungen lautet, dass man regelmäßige Aufsteh- und Zubettgehzeiten einhalten sollte. Ohne das Verständnis von Schlaf als biologischem Rhythmus dürfte es dem Schlafgestörten schwerfallen, auch am Sonntagmorgen zur gewohnten Zeit (etwa um 7 Uhr) schon das Bett zu verlassen.

Um auf die Rolle von Gedanken im Zusammenhang mit Schlafstörungen einzugehen, stellen Sie sich bitte folgende Situation vor: Sie sind um 23 Uhr zu Bett gegangen, nach einer halben Stunde eingeschlafen, werden aber um 3 Uhr wach. Welche Gefühle würden sich bei Ihnen einstellen, wenn Sie in dieser Situation jeweils denken würden:

- »Ich habe schon 3 1/2 Stunden geschlafen.«

- »Ich habe erst 3 1/2 Stunden geschlafen.«

- »Ich habe noch ganze 4 Stunden, bis ich aufstehen muss.«

- »Ich habe nur noch 4 Stunden, bis ich aufstehen muss.«

Es ist naheliegend, welche dieser Gedanken und dadurch ausgelösten Gefühle das Wieder-Einschlafen erschweren oder erleichtern werden.

Vielleicht möchten Sie argumentieren: Es bringt aber nichts, zu denken: »Klasse, dass ich jetzt wachliege.« Diese Form des beschönigend-positiven Denkens ist natürlich nicht gemeint. Bei der Kognitiven Therapie geht es in erster Linie darum, realistisch zu denken und übertriebene Besorgnis zu entschärfen, denn diese setzt einen Teufelskreis in Gang, der Sie erst recht nicht einschlafen lässt. Versetzen Sie sich noch einmal in die Situation, Sie würden nachts um 3 Uhr wach:

- Ein destruktiver Denkstil wäre: »Es ist mal wieder grauenhaft, dass ich jetzt nicht schlafe, der Tag morgen wird zur Katastrophe!«

- Ein »positiver«, aber unrealistischer Denkstil wäre: »Toll, dass ich jetzt schon wach bin.«

- Ein realistischer Denkstil wäre: »Es ist normal, nicht immer gut einschlafen zu können oder nachts aufzuwachen. Vielleicht schlafe ich ja irgendwann ein, und wenn nicht: selbst eine durchwachte Nacht ist nicht der Weltuntergang.«

Der negative Gedanke geht von der Sorge aus, dass Sie die vor Ihnen liegenden Stunden wach bleiben werden. Wie Sie erfahrungsgemäß bestimmt wissen, gelingt das Einschlafen aber hin und wieder trotzdem. Der negative Gedanke, nicht mehr einschlafen zu können, macht Sie jedoch erst recht wach und verringert die Wahrscheinlichkeit, wieder einschlafen zu können. Auch die Bewertung »Das ist eine Katastrophe für den kommenden Tag, ich werde völlig fertig und ausgelaugt sein!« etc. führt zu schlafverhindernden Gefühlen und löst Ärger, Stress und Anspannung aus. Das ist unbedingt zu vermeiden. Ein solcher negativer Gedanke ist ohnehin unrealistisch und destruktiv, denn es ist zwar nicht angenehm, nach einer Nacht mit wenig Schlaf die Anforderungen des Alltags zu bewältigen, aber man sollte das auch nicht zu sehr dramatisieren. Ganz sicher sind realistische – wenn nicht sogar konstruktive – Gedanken für Sie viel hilfreicher, wenn Sie nachts wachliegen.

Das sorgenvolle Denken hat nämlich bei vielen Schlafgestörten einen Teufelskreis ausgelöst, der sich bereits zur Gewohnheit verselbständigt hat. Die Tücke dieser negativen Gedanken liegt nämlich darin, dass die durch sie ausgelösten Gefühle und körperlichen Reaktionen genau das verstärken, was die negativen Gedanken vorhersagen: die gefürchtete Schlaflosigkeit. Negative und sorgenvolle Gedanken bringen unser Gehirn nämlich so richtig in Schwung, Stresshormone wie *Cortisol* und *Adrenalin* auszuschütten, weil das Gehirn Ihre alarmierenden »Katastrophen-Gedanken« stoffwechseltechnisch auswertet.

Durch die Besorgnis alarmiert, setzt es also Stress- und Aktionshormone in Umlauf, um uns zu helfen und uns für bedrohliche, alarmierende Notfälle startklar zu machen. Das klingt absurd und fast satirisch, doch genau das ist es, was wir mit unseren nächtlichen Gedanken anrichten, und damit gelingt es uns, weiteren Schlaf erfolgreich zu sabotieren (mehr dazu im Kapitel Schlaf-Chemie: Denken produziert chemische Stoffe – Chemische Stoffe produzieren Gefühle).

Die Kognitive Therapie besteht aus drei Schritten:

1. **Bewusstmachung**: Zu Beginn der Therapie muss man die eigenen Gedanken zunächst bewusst wahrnehmen. Vielleicht kennen Sie es von sich selbst, dass die typischen sorgenvollen Gedanken nachts wie von selbst auftauchen. Sie können nicht einschlafen oder sind nachts aufgewacht und blicken auf den Wecker. Dabei überlegen Sie, wie viele Stunden bis zum Aufstehen verbleiben und ob diese Zeit reichen wird, um sich am nächsten Tag ausgeschlafen und fit zu fühlen. Unwillkürlich entsteht der Gedanke: »Dann müsste ich aber genau jetzt in diesem Moment einschlafen, um noch etwas von der Nacht zu haben!« Natürlich schlafen Sie mit diesem Gedanken bestimmt nicht sofort ein. Sondern Sie schauen nach einer endlosen Viertelstunde erneut auf den Wecker und malen sich aus, wie erschöpft Sie sein werden, wenn Sie jetzt nicht endlich einschlafen.

Die erste Aufgabe in der Kognitiven Therapie ist es daher, sich solcher Gedankengänge bewusst zu werden. Solche Gedanken können Sie auch nachts in Ihrem Nachtgedankenbuch (siehe Kapitel: »Das Nachtgedankenbuch«) protokollieren; das hilft nicht nur, sie bewusst wahrzunehmen, sondern sich ihrer auch zu entledigen. Sie erkennen unmittelbar während des Aufschreibens die entsprechenden Gefühle, die solche Gedanken zwangsläufig mit sich bringen, wie beispielsweise Sorge oder Ärger über sich selbst bis hin zur Verzweiflung über »Wieder eine verpatzte Nacht, und das, obwohl ich so erschöpft bin!«

2. **Realitäts-Check**: Der zweite Schritt in der Kognitiven Therapie besteht darin, dass man die entsprechenden automatischen Gedanken immer wieder dahingehend überprüft, inwieweit sie realistisch sind.

3. **Konstruktives Denken**: Der dritte Schritt besteht darin, die negativen unrealistischen Gedanken durch realistische, situationsangemessene Gedanken zu ersetzen. Sie fahren Ihre innere Besorgtheit sozusagen herunter mit Gedanken wie: »Wenn ich jetzt nicht mehr schlafen kann, ist das auch keine Katastrophe, dann werde ich mir morgen besonders viele angenehme und entspannende Dinge gönnen.«

VORTEILE DER KOGNITIVEN THERAPIE:

Die Kognitive Therapie wirkt sich auf eine der schlimmsten Ursachen der chronischen Schlafstörungen aus. Stressige, aufputschende, negative und schlafbehindernde Gedanken werden mit dieser Bewusstmachungsmethode aufgelöst und durch konstruktive, beruhigende Gedanken ersetzt.

- Durch die Auflösung des zwanghaften nächtlichen Grübelns wird der Schlafgestörte entlastet und das Einschlafen wird erleichtert.

- Die Kognitive Therapie wirkt sich nicht nur auf die Schlaf-störung positiv aus, sondern auch auf Folgeprobleme, beispiels-weise in Form von Missmut, Resignation oder depressive Ver-stimmung am Folgetag.

NACHTEIL:

- Durch die Kognitive Therapie wird eine sehr wichtige auslösende Ursache für Schlafstörungen beseitigt, aber die Therapie selbst besitzt keine direkt schlafauslösende Wirkung.

Im Praxisteil finden Sie daher ergänzende, tiefergehende Metho-den, sich wieder ganz dem gesunden ruhigen Schlaf überlassen zu können.

Wenn Sie möchten, können Sie sogar noch weitergehen, als nur diesen gedankenbedingten Teufelskreis zu entschärfen. Mit stimu-lierenden *Einschlafmeditationen* oder wohltuenden *Atem-Affirma-tionen* können Sie Ihre Wachphasen und Ihre gedankliche Aktivität gezielt nutzen, um sich in einen Zustand des friedlichen, entspann-ten Wohlbefindens zu versetzen. In diesem Zustand schlafen Sie leichter ein und haben eine bessere und ruhigere Schlafqualität; zumindest befinden Sie sich in einer wohltuenden Tiefenentspan-nung, in der Sie sich gut erholen und regenerieren – fast so intensiv wie im Schlaf.

Die Glücks-Chemie des Körpers

Botenstoffe steuern Lebensgefühl, Vitalität und Stimmungen

Damit Informationen in unserem Gehirn von einer Nervenzelle zu ihren Partnerzellen übertragen werden können, sind Übermittler-stoffe, auch *Hormone* oder *Neurotransmitter* genannt, erforderlich. Solche Überträgermoleküle werden als Botenstoffe von unseren

Hirnzellen selbst produziert, und ohne sie ist keine Kommunikation im Gehirn möglich. Sie liegen jeder Emotion, jedem Gefühl, allem Denken, jeder Entscheidung, jeder Erinnerung, jeder Bewegung und allem Tun und Lassen zugrunde. Alles, was in unserem Gehirn, unserem Körper und unserer Psyche abläuft, hängt von ihnen ab. Diese in winzigen Konzentrationen hergestellten, unterschiedlichen Hormon-Moleküle bestimmen sehr machtvoll über unser Befinden, über unsere Stimmung und Gesundheit.

Im Folgenden bezeichnen wir Hormone bzw. Neurotransmitter, die unsere Körperchemie und unseren Stoffwechsel steuern, mit dem Oberbegriff *Botenstoffe*.

Ohne die vier wichtigsten Botenstoffe Dopamin, Noradrenalin, Serotonin und die Endorphine könnte unser Gehirn keinerlei Informationen verarbeiten und das System unserer körperlichen und geistigen Funktionen nicht steuern. Sie sind sozusagen die Dirigenten unserer Gefühle und Zustände – ob wir glücklich oder depressiv, souverän oder überreizt, ängstlich oder gelassen, leistungsfähig oder lethargisch sind, ist von diesen vier Botenstoffen abhängig. Dieser individuell unterschiedliche Botenstoff-Cocktail ist deshalb lebensnotwendig und bildet die Basis für sämtliche weiteren Stoffwechselvorgänge sowie für alles, was wir wahrnehmen, fühlen, denken, entscheiden, tun oder lassen. Sie wirken zudem als unsere körpereigenen Drogen und besitzen die Macht, uns in einen Zustand der wunschlosen Zufriedenheit, der hochmotivierten Zielstrebigkeit, des Glücks oder der Euphorie zu versetzen. Umgekehrt kann sich ein Mangel an Botenstoffen dramatisch – bis hin zum Suizid – auswirken.

Wen es interessiert – hier sind die wichtigsten Botenstoffe und ihre Funktionen im Überblick:

Dopamin

Beginnen wir mit *Dopamin*. Es wird aus der Aminosäure *Tyrosin* unter Mitwirkung von *Vitamin C, B6* und *Folat* gebildet. **Dopa-**

min ist essentiell für Koordination, Motorik, Konzentration, Antrieb, Motivation und kognitive Leistungsbereitschaft. Dopamin gilt auch als *der* Botenstoff des Vergnügens und der Lust. Vor allem in Verbindung mit Noradrenalin löst Dopamin in uns **freudige Erwartungen** aus, motiviert uns durch die Erwartung von Vergnügen und Belohnung, treibt uns an und lässt uns die »Ärmel hochkrempeln und rangehen«. Dieser Botenstoff fokussiert die Aufmerksamkeit und erzeugt unser Interesse. Dopamin ist also der entscheidende Botenstoff für jede Art von Belohnungsgefühlen, genaugenommen ist Dopamin sozusagen der Stoff, aus dem Motivation *besteht*. Durch seine motivierende Wirkung steht Dopamin in engem Zusammenhang mit Lernen, Lernfähigkeit, Konzentrationsfähigkeit, Aufmerksamkeit und Zielorientierung. Dopamin ist auch der Stoff, aus dem Neugier, Interesse, Vergnügen, Antrieb, Vorfreude, Zielorientierung, Lust, Begeisterung und Glücksgefühle bestehen – und das funktioniert genauso gut umgekehrt: Situationen können derartige Empfindungen auslösen und die Dopamin-Produktion deutlich erhöhen. Damit stellt Dopamin ein doppeltes körpereigenes Belohnungssystem dar. Es wird nicht nur verstärkt ausgeschüttet, wenn wir uns auf etwas freuen, sondern auch, wenn wir eine angenehme Erfahrung tatsächlich machen. Auch Drogen können anfangs eine Art »Dopaminkick« vermitteln, durch den zunächst sehr angenehmen Reiz, den sie auslösen – und darüber leider auch eine Sucht begünstigen.

Dopamin ist einerseits die Vorstufe der Noradrenalin-/Adrenalinsynthese, zum anderen maßgeblich für die Feinkoordination der Stressantwort, es ist aber auch für Bereitstellung und Wirkung des »Wohlfühlhormons« *Serotonin* mitverantwortlich.

Ohne Dopamin funktioniert jedenfalls der gesamte Transfer in den Synapsen nicht mehr, und unser Gehirn ähnelt einer leeren Batterie. Ohne Dopamin machen wir nichts, sondern sind antriebslos und ohne Energie. Dieser Mangel an Impulsweiterleitung führt zu allgemeiner Freud-, Antriebs-, Lust- und Interesselosigkeit. Bei passiven, depressiven Menschen liegt oft ein zu niedriger Dopaminspiegel im Gehirn vor. Ist das der Fall, so geht dies mit schlechter Stimmung, Tagesmüdigkeit, Bewegungsstörungen, Passivität und Lustlosigkeit einher. Die Beobachtung, dass ein einziger Botenstoff uns zu so unterschiedlichen Dingen wie Arbeiten, Lernen, Essen, Drogenkonsum, Rauchen oder Sex antreibt, fasziniert und beschäftigt die Neurobiologen seit langem.

Serotonin

Stimmungsmacher Nummer 2 ist das *Serotonin*. Es wird aus der Aminosäure *L-Tryptophan* unter Mitwirkung von *Vitamin B6* gebildet. Es ist stark stimmungsaufhellend, entspannend, schlaffördernd, antidepressiv, schmerzhemmend und motivationsfördernd. Der Stimmungsaufheller Serotonin gibt uns das Gefühl der Gelassenheit, der gefühlsmäßigen Ausgeglichenheit, der inneren Ruhe und Zufriedenheit.

Serotonin ist lebensnotwendig und ebenfalls ein wichtiger Botenstoff, der für die Signalübertragung zwischen den Hirnzellen unverzichtbar ist. Normalerweise zirkulieren etwa 10 mg Serotonin im menschlichen Körper, und diese Menge brauchen wir, damit es uns gut geht. **Aus Serotonin entsteht der schlaffördernde Botenstoff Melatonin**, so dass Serotoninmangel auch zu Melatoninmangel und damit zu verstärkten Schlafstörungen führt.

Das Hormon Serotonin steuert die gesamte Gedächtnisleistung. Es wirkt ausgeprägt antidepressiv und regelt zusammen mit Melatonin die Schlaf-Wach-Zyklen, die Schlafregeneration und die Aktivität des Magen-Darm-Systems. Weiterhin sorgt Serotonin dafür, dass wir souverän und gelassen reagieren können. Serotonin sagt uns, wann wir satt und zufrieden sind, und es ist auch der Serotoningehalt, der uns das sprichwörtliche Glas Wasser als »halb voll« oder »halb leer« wahrnehmen lässt. **Es ermöglicht uns also ein Grundgefühl der Gelassenheit, Ausgeglichenheit, inneren Ruhe und Zufriedenheit.** Unter anderem ist es auch unmittelbar an unserem Appetit und Essverhalten, dem Gefühl der Sattheit und

Angstfreiheit beteiligt. Ein ausreichend hoher Serotoninspiegel in den Synapsen überträgt die Botschaft, dass wir satt, sicher, ruhig und zufrieden sind.

In erster Linie löst Serotonin Angstzustände auf und besitzt die Fähigkeit, den Abbau der Stresshormone herbeizuführen. Serotonin wirkt darüber hinaus sämtlichen negativen Gefühlszuständen wie Aggressivität, unstillbarem Appetit, Angstgefühlen, Kummer und Sorgen, Niedergeschlagenheit und Depressionen entgegen. Deshalb wurde Serotonin von Neurobiologen als »der uns zivilisierende Botenstoff« und als »Feel-good-Botenstoff« bezeichnet, weil wir dank ihm ruhig und gelassen an der Welt teilhaben – und friedlich schlafen können.

Ein Mangel an Serotonin wirkt sich entsprechend dramatisch negativ aus und kann zu extremen Neurosen führen. Ein solcher Mangel wurde deshalb bei den unterschiedlichsten mentalen Störungen nachgewiesen, beispielsweise bei neurotischer Schüchternheit bis hin zur Sozialphobie, bei sämtlichen Angststörungen, bei allen Graden von Depression, bei Migräne, bei zwanghafter Wiederholungsstörung, bei starker Aggressivität, bei häufig wiederkehrenden Suizidgedanken bis hin zu Selbstmordversuchen. Liegt ein Serotoninmangel vor, wie es bei Depressionen der Fall ist, gelingt der Stressabbau nicht mehr und der Depressive lebt im Dauerstress. Daher reagiert er auf kleinste Herausforderungen mit einer überschießenden Stressreaktion.

Die Produktion von Serotonin wird unter anderem durch Licht beeinflusst: Scheint die Sonne, so steigt der Serotoninspiegel, und wir fühlen uns wohl. Auch Süßigkeiten können das bewirken. Besonders Schokolade und Zucker in jeder Form kurbeln die Produktion von L-Tryptophan an, aus dem dann das Serotonin gebildet wird. Umgekehrt kann aber auch Fasten die Serotoninproduktion erhöhen, und das Serotonin stoppt dann irgendwann jegliches Hungergefühl. Das geschieht als eine Art Reflex des Körpers, uns vom Nahrungsmangel abzulenken und handlungsfähig zu machen. Glückliche und zufriedene Menschen nehmen oft nur den nötigen

Kalorienbedarf zu sich, während sich viele Unglückliche »Kummerspeck« anfuttern und im Extremfall kein Gefühl der Sättigung mehr kennen.

Neurobiologen und Stressforscher wie zum Beispiel Professor Gerald Hüther von der Universität Göttingen konnten nachweisen, dass nicht nur unser Wohlbefinden mit dem Serotoninspiegel steigt; wir werden außerdem von unseren Artgenossen unbewusst als verlässliche und souveräne Führungspersönlichkeit wahrgenommen. Serotonin macht demnach also glücklich und sozial erfolgreich zugleich.

Eine Kuriosität am Rande: Der Serotonin-Gehalt im Gehirn von Verliebten ist extrem niedrig – genauso niedrig wie bei psychisch Kranken. Doch anstelle von Serotonin fließt dann der hormonelle Botenstoff *Phenylethylamin* in hoher Dosis durch das Blut der Verliebten und führt zu den bekannten körperlichen Reaktionen des Verliebtseins: Schmetterlinge im Bauch, Euphorie, Appetitlosigkeit und so weiter.

Endorphine, Oxytocin, Noradrenalin

Bei *Endorphinen* handelt es sich um unsere Schmerzkiller, denn bei Schmerzen werden sie als unsere körpereigenen *Opiate* bzw. *Morphine* freigesetzt. Sie wirken schmerzstillend und sorgen für gute bis euphorische Stimmung.

Bekanntlich fördert Ausdauersport die Endorphinausschüttung erheblich. Auch scharf gewürzte Speisen wie ein scharfes Currygericht erzeugen eine erhöhte Endorphinproduktion. Ursache ist der superscharfe Inhaltsstoff *Capsaicin*, der durch die Schärfe einen leichten Schmerzreiz auf der Zunge auslöst. Weil das Gehirn diese Schärfe zunächst als »Verbrennungsschmerz« zuordnet, schüttet es vorsichtshalber rasch eine Portion schmerzlindernde Endorphine aus, die eine leichte Euphorie bis hin zum »Lachflash« bewirken können. Das Phänomen wird auch »Pepper-High-Effect« genannt.

Andere scharfe Gewürze wie Ingwer, Senf und Meerrettich in hoher Dosierung besitzen eine vergleichbare Wirkung.

Weitere wichtige Botenstoffe:

- **Oxytocin** ist das Wohlfühl- und Bindungs-Hormon. Es erzeugt ein Zusammengehörigkeitsgefühl, Offenheit, Nähe und Kooperationsbereitschaft.

- **Noradrenalin** steigert den Blutdruck, erhöht das Aufmerksamkeits- und Wachheitsniveau, fördert Leistungsbereitschaft, Motivation, Konzentration und Motorik. Es wirkt außerdem akut entzündungsfördernd. Insgesamt erregt und aktiviert Noradrenalin, macht uns wach und reaktionsbereit.

Die Schlaf-Chemie des Körpers

Die schlaffeindlichen Botenstoffe

Beginnen wir mit den beiden wichtigsten Antagonisten, den Gegenspielern des friedlichen, tiefen Schlafs. Es handelt sich dabei um Botenstoffe, die in der richtigen Dosis wichtig und hilfreich für uns sind. Aber schon eine geringe Überdosis dieser Stoffe kann unser Wohlbefinden und vor allem den guten, tiefen Schlaf fatal beeinträchtigen.

Adrenalin

Das bekannteste Stresshormon ist *Adrenalin*. Dieser Botenstoff wird vorwiegend im Nebennierenmark aus *Noradrenalin* gebildet. Adrenalin steigert die Pulsfrequenz, das Herzminutenvolumen, den Blutdruck und erhöht die mentale Aktivität. Somit steuert es die Anpassung des Stoffwechsels an Stresssituationen, fördert die Energiebereitstellung und steigert die Herz-Kreislauf-Aktivität.

Diesen Stoff können wir in Prüfungs- und Hochleistungssituationen gut gebrauchen, um physische und psychische Spitzenleistungen zu erbringen. Während der Evolution wurde Adrenalin als »Fluchtstoff« entwickelt, der in Lebensgefahr eine optimale Fluchtreaktion ermöglicht. Jeder kennt diesen unangenehmen Angstzustand; im Extremfall bricht uns sogar der Schweiß aus, der Mund wird trocken und die Füße kalt. Adrenalin erzeugt physisch und psychisch einen Angstzustand, verbunden mit nervöser Anspannung. Inzwischen ist dieser Stoff für den Menschen relativ entbehrlich geworden, und es gibt nur noch wenige Situationen, in denen uns Adrenalin wirklich nützt. Meistens ist die Adrenalinproduktion unangemessen hoch, und das hilft uns in den alltäglichen Stress- und Belastungssituationen ohnehin nicht – im Gegenteil, sie lässt uns nur unruhig und angespannt sein. In Acht nehmen sollte man sich in dem Zusammenhang insbesondere vor Ärger, denn auch dadurch wird eine beträchtliche Hormonausschüttung unter anderem von Adrenalin verursacht, die das Körpersystem inklusive Herz-Kreislauf-Aktivität auf Hochtouren bringt. Es liegt auf der Hand, dass sich das nicht nur auf die Herz-Kreislauf-Funktion, sondern auch auf die Produktion der Schlafstoffe negativ auswirkt.

Cortisol

Cortisol ist ebenfalls ein Hormon, das bei Stress gebildet wird. Es wird genau wie *Adrenalin* in der Nebennierenrinde gebildet, ist aber nicht so schnell abbaubar wie Adrenalin. Cortisol ermöglicht uns eine Anpassung an jede Form von Belastung, daher verfügt es über ein breites Wirkungsspektrum. Cortisol bereitet den Körper darauf vor, belastenden Situationen zu begegnen. Die Freisetzung von Cortisol ist während Infektionskrankheiten, bei Depressionen, bei einem akuten psychischen Trauma oder bei Stress erhöht. Es ist an vielen Stoffwechselaktivitäten beteiligt, wirkt entzündungshemmend, leistungssteigernd und unterdrückt die Immunabwehr. Die Gedächtnisleistung und die Lernfähigkeit sind stark vermindert.

Cortisol wird vorwiegend in der zweiten Nachthälfte produziert und steht bei normalem Tagesrhythmus morgens zur Zeit des Aufstehens, also meist gegen 7 Uhr, in größter Konzentration für die anstehende Alltagsbewältigung bereit. Im Laufe des Vormittags fällt der Cortisollevel ab und sinkt im Tagesverlauf um 90 %. Im Normalfall sind am Abend dann nur noch etwa 10 % des Morgenwertes verfügbar. Vor allem chronischer Stress geht mit hohem nächtlichen und morgendlichen Cortisolspiegel einher. Ist der Cortisolgehalt insgesamt zu hoch, wird die Produktion der Schlafstoffe verhindert, um »leistungsfähig und wachsam« zu bleiben. **Zuviel Cortisol im Blut verhindert also den Schlaf.**

Auch *Noradrenalin* aktiviert und erregt, macht uns wach und reaktionsbereit; wir sind dadurch aufmerksam, motiviert und leistungsbereit, aber nicht in der Verfassung, gut einschlafen zu können.

Antagonisten der aktivierenden Hormone Cortisol, Adrenalin und Noradrenalin sind *DHEA* und *Melatonin* (indirekt auch *L-Tryptophan*). DHEA vermindert Cortisol, stärkt das Immunsystem und die zelluläre Abwehr, fördert den Muskelaufbau und die Gedächtnisleistung. Es werden mehr Geschlechts- und Wachstumshormone gebildet, wobei letztere der intensiven Regeneration des Körpers dienen. (Über die Einnahme von DHEA zur Therapie von Schlafstörungen existieren bislang leider zuwenig Untersuchungsergebnisse.) Der (aus L-Tryptophan gebildete) »Schlafstoff« Melatonin ermöglicht uns das Einschlafen und den ungestörten, tiefen Schlaf.

Die schlaffördernden Botenstoffe

L-Tryptophan

Die Aminosäure *L-Tryptophan* ist eine der vom Körper benötigten essentiellen Aminosäuren. Der menschliche Körper kann L-Tryptophan nicht selbst produzieren; er braucht diese Aminosäure aber, um zwei Signalstoffe herzustellen: Erstens *Serotonin* (vgl. S. 97) und zweitens *Melatonin*, unseren Schlaf-Botenstoff. In allen Lebensmitteln, die Eiweiß enthalten, ist auch die vom Körper benötigte Aminosäure L-Tryptophan vorhanden. L-Tryptophan findet Anwendung bei der Schmerzbekämpfung sowie als Schlafmittel; außerdem wird die Substanz manchmal auch zur Therapie von Depressionen eingesetzt.

Hochdosiertes L-Tryptophan wurde bereits in verschiedenen Studien als Schlafmittel eingesetzt, dabei kam es vereinzelt zu Nebenwirkungen, beispielsweise zur Verminderung des Appetits. In den 80er Jahren traten allerdings in einzelnen Fällen schwere Muskelerkrankungen mit teilweise tödlichem Verlauf auf. Diese fatalen Nebenwirkungen wurden jedoch auf Verunreinigungen einer bestimmten L-Tryptophan-Lieferung zurückgeführt, die einem Hersteller zugeordnet werden konnten. Trotzdem ist L-Tryptophan deswegen in vielen Ländern nicht mehr erhältlich.

Diese essentielle Aminosäure ist aber der Gehirnflüssigkeit weder durch Verzehr entsprechender Nahrung noch durch erhöhte Zufuhr an L-Tryptophan in Tablettenform ohne weiteres zuzuführen, denn L-Tryptophan konkurriert mit fünf anderen Aminosäuren an der Blut-Hirn-Schranke um das Eindringen in die Nährflüssigkeit des Gehirns. Nur wenn das L-Tryptophan bis *in die Nährflüssigkeit des Gehirns* gelangt, erfolgt die Produktion von Melatonin. Dieses Eindringen gelingt dem L-Tryptophan nur in Verbindung mit Kohlenhydraten oder Zucker relativ leicht.

Melatonin

Beim Menschen wird *Melatonin* vorwiegend in der Zirbeldrüse, aber auch in der Netzhaut und im Darm produziert. Chemisch gesehen handelt es sich um eine einfache Aminosäure, welche konkret aus den Zirbeldrüsenausscheidungen *L-Tryptophan* und *Serotonin* gebildet wird.

Nachts steigt der Melatoninspiegel auf das bis zu 10-fache der tagsüber gebildeten Menge an. Das Sekretionsmaximum liegt in der Nacht meistens zwischen 1 Uhr und 3 Uhr. Sowohl durch helles Licht als auch durch Stress wird die Melatoninausschüttung sofort gedrosselt.

Melatonin senkt die Körpertemperatur und greift in die Tag-Nacht-Rhythmen ein. Untersuchungen haben ergeben, dass Melatonin *antioxidativ* wirkt, das heißt, dass es *aggressive freie Radikale** abfangen kann, weshalb es auch als »Anti-Aging-Wirkstoff« gilt. Es soll zudem das Immunsystem direkt (und durch gesunden Schlaf auch indirekt) stärken und möglicherweise sogar der Krebsprophylaxe dienen.

Die Zirbeldrüse produziert während und kurz nach Abschluss der Pubertät am meisten Melatonin. Nach der Pubertät beginnt die Melatoninproduktion langsam und stetig nachzulassen. Bei den meisten Menschen werden spätestens nach Erreichen des 25. Lebensjahres sinkende Melatoninspiegel festgestellt, und im Alter von etwa 45 Jahren findet das abrupteste Absinken des Melatoninspiegels statt. Die Zirbeldrüse bringt nicht mehr genug Melatonin in Umlauf und dies geht mit dem eigentlichen Alterungsprozess einher. Bei Frauen beginnen dann meist die sogenannten Wechseljahre. Männer bleiben zwar weiterhin fruchtbar, doch die Sexualfunktion sinkt merklich ab. Diese und andere Anzeichen des Alterns sind die unmittelbare Folge des Funktionsverlustes der Zirbeldrüse. Bei Röntgenuntersuchungen älterer Menschen wurde festgestellt, dass die Zirbeldrüse oft Kalkablagerungen oder sogenannten »Gehirnsand« aufweist, was unter anderem die verminderte Melatoninproduktion verursacht und somit den Alterungsprozess durch ein immer geringeres Schlafpensum noch weiter verstärkt.

---

* Freie Radikale sind Sauerstoffmoleküle, denen ein Elektron fehlt. Sie greifen daher andere Moleküle an, um diesen ein Elektron zu rauben. Diese angegriffenen Moleküle werden dadurch auch zu freien Radikalen und suchen selbst wieder ein Elektron. Ein Teufelskreis entsteht.

Die im Zusammenhang mit der Erforschung von Melatonin bekanntesten Wissenschaftler Dr. Dr. Walter Pierpaoli und Dr. William Regelson sowie einige ihrer internationalen Forschungskollegen in aller Welt sind nach jahrelanger, teilweise umstrittener Forschungstätigkeit davon überzeugt, dass die Einnahme von Melatonin den Alterungsprozess verlangsamen kann.

Wissenschaftler der Tierärztlichen Hochschule Hannover haben 1995 in einer Veröffentlichung berichtet, dass in der Zirbeldrüse Konzentrationen von Magneteisenmolekülen gefunden wurden. Im gleichen Forschungsbericht wurde durch Tierversuche nachgewiesen, dass die Zirbeldrüsenfunktion bereits durch relativ schwache elektromagnetische Felder ungünstig beeinflusst wird. Dabei wurde festgestellt, dass bereits Felder, die von manchen Haushaltsgeräten wie Fernsehern, Radioweckern, Mikrowellen, Funktelefonen und Computern abgestrahlt werden, die Melatoninproduktion in der Zirbeldrüse stark reduzieren können.

Wer unter Schlafstörungen leidet, sollte daher vorsichtshalber auf Abstand achten und beispielsweise einen Batteriewecker einem Radiowecker vorziehen und im Schlafzimmer keine elektrischen Geräte über Nacht im Stand-by-Modus lassen.

Etliche Medikamente führen zu einer Beeinträchtigung der natürlichen Melatoninproduktion, dazu gehören das weit verbreitete *Aspirin* bzw. dessen Wirkstoff *Acetylsalicylsäure*, außerdem das Schmerzmittel *Ibuprofen* sowie *Betablocker* und andere Medikamente – bitte fragen Sie dazu Ihren Arzt.

Ein **niedriger Melatoninspiegel** kann die Folge folgender Einflüsse sein:

- lange Lichtphasen (Sommer, Fernsehen, Computerarbeit nachts),
- Serotoninmangel,

- Medikamente (Acetylsalicylsäure = Aspirin, Ibuprofen, Gluco-corticosteroide, Alpha- und Betablocker, zentral wirksame Anti-hypertensiva),

- Genussmittel (Kaffee, Tabak, Alkohol),

- übermäßiger Abendsport,

- Stress,

- Elektrosmog.

Ein **erhöhter Melatoninspiegel** kann durch folgende Faktoren bedingt sein:

- längere Dunkelphasen im Winter,

- hochdosierte Zufuhr von Vitamin B3, B6 und Elektrolyten,

- Einnahme von L-Tryptophan und 5-Hydroxytryptophan (5-HTP),

- Einnahme von MAO-Hemmern und trizyklischen Antidepressiva,

- bei Leberfunktionsstörungen.

Der Einfluss der Ernährung auf die Schlaf-Chemie

In den USA hat man bereits den Begriff »MOOD FOOD« (Essen für die Stimmung) kreiert. Denn eine der Möglichkeiten, um auf die Produktion unserer »Glücks-« und »Schlaf-Botenstoffe« einzuwirken, basiert auf Ernährung. Eine Schlüsselsubstanz für gute bzw. schlechte Stimmung ist – wie beschrieben – das körpereigene Glückshormon *Serotonin*. Weil der Körper es nur selbst herstellen kann, wenn genug *L-Tryptophan* ins Gehirn geschleust wird, sind *tryptophanhaltige* Lebensmittel wichtig.

Alle eiweißreichen Lebensmittel haben einen hohen L-Trypto-phangehalt, und in Verbindung mit Süßem oder Kohlenhydraten gelangt das L-Tryptophan dorthin, wo es sich überhaupt erst posi-tiv für uns auswirkt: ins Gehirn. Zucker löst am schnellsten die Bildung von Serotonin aus; diese Wirkung verpufft allerdings auch schnell wieder. Komplexe Kohlenhydrate aus Reis, Kartoffeln, Nudeln oder Vollkornprodukten wirken länger. Nach diesem Prinzip funktioniert auch der Seelentröster Schokolade. Das ent-haltene L-Tryptophan beschert in Kombination mit dem hohen Zuckergehalt einen »Gute-Laune-Kick«. Noch dazu enthält das Kakaopulver besondere Stimmungsmacher wie *Theobromin* und *Phenylethylamin*.

Auch Vitamine und Mineralstoffe sind wesentlich an der Stim-mungslage beteiligt – allen voran die B-Vitamine. Deren Vorhan-densein ist wichtig für die gesamten Stoffwechselvorgänge. Ein Mangel an Vitamin B1 kann beispielsweise für Depressionen und Müdigkeit verantwortlich sein. **Insofern stellt jede Art von Nähr-stoffmangel im Zusammenhang mit Wohlbefinden und gutem Schlaf ein beträchtliches Handicap dar.** Viele Menschen haben unwissentlich einen Mangel an wichtigen Nährstoffen, die für die körpereigene Schlaf-Chemie relevant sind, angefangen bei den Vitaminen B3 und B6, über Magnesium, Proteine und Amino-säure bis zu L-Tryptophan. Solche Mangelerscheinungen behin-dern die gesunde Schlaf-Chemie, die bei fortschreitendem Alter oft der Unterstützung bedarf (bei Kindern wird die Schlaf-Chemie noch weitestgehend autonom vom Organismus hergestellt, sofern die Nahrungsmittel nur ein Minimum an Eiweiß enthalten).
Um die für den Schlaf benötigten Botenstoffe produzieren zu kön-nen, muss der Körper also ausreichend mit den wichtigsten Vita-minen, Mineralien und essentiellen **Aminosäuren*** versorgt sein.

---

* In diesem Zusammenhang handelt es sich um die proteinogenen Aminosäuren, vereinfacht ausgedrückt: Eiweißbausteine.

Eine ausgewogene Ernährung ist also auch in diesem Zusammenhang hilfreich und im Zweifelsfall kann eine spezifische Blutuntersuchung beim Neurologen Aufschluss darüber geben, ob beispielsweise ein Mangel an Magnesium, B-Vitaminen oder Aminosäuren vorliegt. Als Erwachsener können Sie die Körperchemie für guten Schlaf durch bestimmte Nahrungsmittel gezielt beeinflussen, vor allem durch die letzte Mahlzeit des Tages, wenn sie auf die vom Körper benötigten Nährstoffe abgestimmt ist.

Zum besseren Überblick hier noch einmal die beiden wichtigsten Schlaf-Botenstoffe, nämlich L-Tryptophan und Serotonin, und deren Vorkommen in Nahrungsmitteln.

Können wir L-Tryptophan »essen«?

Ja, es gibt viele Nahrungsmittel, die einen besonders hohen Gehalt an *L-Tryptophan* aufweisen:

- Milch und Milchprodukte wie zum Beispiel Quark oder Joghurt,
- Käse, besonders Parmesan, Emmentaler und Edamer,
- Sojaprodukte,
- Haselnüsse, Cashewkerne und Erdnüsse,
- Kartoffeln und Reis,
- Haferflocken,
- Sesam,
- Eier,
- Schokolade/Kakao,
- Hülsenfrüchte,
- Obst wie Bananen, Erdbeeren, Ananas oder Himbeeren.

In besonders hoher Konzentration findet sich L-Tryptophan in Kakaobohnen, also in **Schokolade** und **Kakao**.

Generell kann man auch mit erhöhter Fettzufuhr L-Tryptophan aktivieren.

Für die schlaffördernde Wirkung der bekannten **heißen Milch mit Honig** ist demnach der hohe L-Tryptophangehalt der Milch in Verbindung mit den Zuckermolekülen des Honigs verantwortlich. Dieser bewährte Schlaftrunk wirkt sogar noch intensiver in Verbindung mit einem guten Löffel purem Kakao mit seinem ebenfalls hohen L-Tryptophangehalt. Wichtig ist dazu auf jeden Fall die Kombination mit Honig oder Zucker, denn nur die Zuckermoleküle ermöglichen dem L-Tryptophan den direkten Weg ins Gehirn.

Können wir Serotonin »essen«?

Nein, wir können nur dessen Produktion unterstützen. Die Organe, in denen *Serotonin* im menschlichen Organismus vorkommt, sind Gehirn und Darm. Etliche Früchte (Bananen, Trauben, Äpfel, Ananas und Pflaumen) enthalten Spuren des Botenstoffs Serotonin; darüber lässt sich zwar der Gehalt an Serotonin im Darm beeinflussen, der Gehalt im Gehirn jedoch nicht! Serotonin und seine erwünschte Wirkung lassen sich also leider weder essen noch trinken.

Doch über die genannten Nahrungsmittel mit viel L-Tryptophan funktioniert es mit der Serotoninproduktion! Eiweißreiche Kost in Verbindung mit Kohlenhydraten und Zucker liefert den Vorläuferstoff L-Tryptophan, und die aus Zucker und Kohlenhydraten gebildete Glukose regt die Insulinproduktion an. Insulin wiederum ermöglicht, dass L-Tryptophan ins Gehirn gelangt.

Aus L-Tryptophan kann dann im Gehirn die Serotoninbildung entstehen.

Voraussetzung für diese Umwandlung von L-Tryptophan in Serotonin ist eine **ausreichende Zufuhr an Vitamin B6**. Außerdem werden für eine hohe Serotoninproduktion **Selen** und **Omega-3-Fettsäuren** benötigt.

Folgende Lebensmittel enthalten diese »Gute-Laune-Grundstoffe«: Vollkornprodukte, Kartoffeln, Bananen, Linsen, Spinat und Fisch *(Vitamin B6)*;
Eier, Vollkorngetreide (zum Beispiel Vollkornhaferflocken), Sesam, Sonnenblumenkerne, Nüsse, Lachs *(Selen und Omega-3-Fettsäuren)*.

Schokolade ist mit ihrem hohen L-Tryptophan-Gehalt für die prompte Produktion von Serotonin mit dessen stimmungsaufhellender Wirkung verantwortlich. Das »Frustessen« von Schokolade ermöglicht über den enthaltenen Zucker ein rasches »Einschleusen« des L-Tryptophans ins Gehirn, wodurch sofort die Serotoninproduktion angekurbelt wird, darum geht es uns nach einer Nascherei oft besser.

Ein weiterer Faktor, der die Serotoninbildung erhöht, ist **helles Licht** – am besten strahlender Sonnenschein. Um also die körpereigene Bildung von Serotonin anzukurbeln, tanken Sie am besten viel Sonnenschein. Joggen oder walken Sie (mit wenig Anstrengung, aber möglichst häufig und ausdauernd) im Freien und tanken Sie dabei soviel Licht wie möglich!

Bezeichnend ist nämlich, dass gerade zu Depressionen neigende Menschen in den lichtarmen Herbst- und Wintermonaten mehr süße und kohlenhydratreiche Nahrung zu sich nehmen als im Sommer, wenn sich der Serotoninspiegel auf einem höheren Niveau befindet.

Vermutlich erhöht auch **Johanniskraut** in seiner Eigenschaft als pflanzliches Antidepressivum den Serotoningehalt im Gehirn (Johanniskraut besitzt interessanterweise die Nebenwirkung, dass Ihr Körper lichtempfindlicher wird). Auch bestimmte pharmazeutische Antidepressiva erhöhen den Serotoninspiegel.

Fazit: Viel Sonne, gesunde Ernährung, Bewegung und ausreichend Entspannung fahren unseren Serotoninspiegel hoch, und das umso intensiver, wenn wir gleichzeitig die typischen »Serotoninkiller«, nämlich die durch Aufregung, Streit und Ärger entstehenden Stresshormone, meiden.

Denken erzeugt Botenstoffe – Botenstoffe erzeugen Gefühle

Gedanken lösen Gefühle aus. Das ist nicht neu. Aber haben Sie sich schon einmal gefragt, wie das genau funktioniert? Es sind dafür nämlich hochkomplexe Stoffwechselvorgänge erforderlich, die innerhalb von Sekundenbruchteilen im Körper ablaufen.

Spielen wir einmal gemeinsam ein sehr dramatisches Beispiel durch: Nach Entnahme einer Gewebeprobe sagt Ihnen der Arzt, man habe Krebs diagnostiziert. Diese Information wird in Ihrem Gehirn zunächst als Fakt aufgenommen. Erst wenn Sie innerhalb eines Sekundenbruchteils diesen Fakt **bewerten** mit: »Achtung, Lebensgefahr!«, wird dieser Sachverhalt vom Gehirn entsprechend bearbeitet. Das Gehirn würde bei dieser Bewertung nämlich sofort seine Maximaldosis Stresshormone (*Adrenalin, Noradrenalin* und *Cortisol*) ausschütten. Schock- und Panikzustand! Sie würden sich aufgewühlt und durcheinander fühlen, gequält von Angst und Sorge.

Eine halbe Stunde später erreicht Sie ein Anruf des gleichen Arztes. Er entschuldigt sich bei Ihnen vielmals und erklärt, man habe zwei Laboruntersuchungen verwechselt, Sie hätten lediglich eine völlig harmlose, gutartige Zyste. Wieder empfängt das Gehirn eine Sachinformation. Doch Sie **bewerten** wieder innerhalb eines Sekundenbruchteils: »Entwarnung. Alles ist gut!« und denken damit das vollständig gegensätzliche Signal. Während das Gehirn diese Bewertung wiederum blitzschnell entschlüsselt und verarbeitet, bringt es nun komplett gegensätzliche Botenstoffe (unter anderem eine Extraportion *Dopamin* und *Serotonin*) in Umlauf. Diese neutralisieren bald die panischen Gefühle, lösen die Angst wieder auf, und schon bald sind Gefühle der Erleichterung und Freude vorherrschend.

Unser Gehirn ist also ein hocheffizientes Labor für die blitzschnelle Produktion von Gefühlen und Zuständen. Es ist in der Lage, innerhalb von Sekundenbruchteilen einen explosiven Input von Panik zu geben und uns fluchtbereit zu machen. Genauso ist es je nach unserer Bewertung der Sachlage imstande, uns einen wundervollen Cocktail an Glücksgefühlen zu mixen – im Extremfall sogar mit berauschendem Endorphingehalt. Was immer das Gehirn als Schaltzentrale im Dienst Ihrer **Bewertungen** veranlasst, es betrifft immer unser gesamtes seelisches *und* körperliches Befinden. Mit der Produktion der jeweiligen Botenstoffe entscheidet das Gehirn maßgeblich über die gerade vorherrschende Emotion, über Lebensfreude, Ausgeglichenheit oder Nervosität, Stress, Ärger und Verkrampfung etc. Unser Gehirn ist also der Produzent der unterschiedlichsten Gefühlszustände und spielt auf einer komplexen Klaviatur von Botenstoffen und Hormonen, die es permanent in Umlauf bringt.

Wie können wir dieses machtvolle Labor unseres Befindens nach unserem Belieben steuern oder wenigstens beeinflussen? Können wir es schaffen, meistens im Zustand der Lebensfreude, der Leistungsfähigkeit und dabei der inneren Ruhe und Heiterkeit zu leben? Welcher »Botenstoff-Cocktail« liefert diesen Idealzustand?

Anders gefragt: Sind wir Herr über unsere Bewertungen, oder laufen diese automatisch ab? Haben Sie eine Wahl, wie Sie eine folgende Situation bewerten: Sie finden nach einem zweiminütigen Besuch in der Reinigung ein saftiges Protokoll an Ihrem Wagen. Könnten Sie entscheiden, ob Sie sich darüber den Rest des Tages ärgern, und grübeln, wieso Sie dauernd so ein »Pech« haben? Mit dieser Bewertung des Sachverhalts würden Sie jedenfalls grünes Licht für die Produktion von »Ärgerstoffen« geben. *Könnten* Sie alternativ beschließen, dass dieser Sachverhalt keinen Ärger lohnt, und es schaffen, stattdessen lieber an etwas Erfreulicheres zu denken? Der Anteil der im Körper zirkulierenden Botenstoffe und Ihre Grundstimmung würden sich dann kaum verändern. Man könnte viele passende Beispiele finden und sicherlich kennen Sie das Thema auch längst, wobei hier nicht das sogenannte »Positive Denken« als der Weisheit letzter Schluss hochstilisiert werden soll! **Doch Fakt ist, dass Sie mit Ihren *Bewertungen* den ganzen Tag lang der Regisseur Ihres Befindens sind.**

Selbst ein und dieselbe Sachinformation kann sehr unterschiedlich bewertet werden, und je nach Bewertung ist es für den einen Menschen ein Glücksfall, für den anderen die totale Katastrophe. Für eine Frau ist ein positiver Schwangerschaftstest die niederschmetterndste Hiobsbotschaft schlechthin; für eine andere Frau ist es *die* Glücksbotschaft, mit der sie lachend durch die Wohnung tanzt. In jedem Fall folgt Ihr Gehirn dabei immer gehorsam **Ihrer Bewertung** mit der passenden Produktion von Botenstoffen, dabei variiert die Intensität entsprechend der Bedeutung, die Sie dem Thema beimessen. Eine solche Kombination von Bewertung und Stoffwechselprozess kann sich schnell zur Gewohnheit, zum Muster etablieren – beispielsweise beim Gewohnheitspessimisten, der für gewöhnlich nicht gerade vor Lebensfreude überschäumt. Oder beim Angestellten, bei dem reflexartig die Wertung erfolgt »Chef in Sicht! Mist, der Vormittag ist mal wieder gelaufen!«; Adrenalin-, Cortisol- und Noradrenalinproduktion steigen, Dopamin- und Serotoninspiegel sinken ab – Unruhe, Anspannung und miserable Laune sind die Folge.

Der Einfluss des Denkens auf die Schlaf-Chemie

Diese Erkenntnisse bilden für uns einen Schlüssel. Denn eine machtvolle Möglichkeit, die Produktion unserer Botenstoffe wunschgemäß zu beeinflussen, besteht in der Art unseres Denkens und *Bewertens*. Es ist im Vorfeld hochinteressant zu wissen, dass die chemischen Schlafmittel, die dem Patienten anfangs den ersehnten Schlaf ermöglichen, auf den Stoffwechsel in erster Linie *angstlösend* wirken, was die Produktion von *Serotonin* als Angstlöser ersetzt. Angst stellt also gerade dann, wenn sie subtil oder völlig unbewusst ist, eine Form von Dauerstress dar, der den gesamten Stoffwechsel verändert und in kausalem Zusammenhang mit Depressionen und mit Schlafstörungen steht.

Eine weitere Art chemischer Schlafmittel besitzt *antidepressive* Wirkstoffe, um den Schlaf wieder zu ermöglichen. Sowohl durch Angst als auch durch Depression ist die Serotoninproduktion vermindert – und Serotoninmangel wiederum verursacht Ängstlichkeit oder Depressionen.

Statt angstlösend wirkende Schlaftabletten einzunehmen, die die Ursache der Ängste/Schlafstörungen nicht aufheben, sondern nur aufschieben, ist es viel wirkungsvoller, solche unterdrückten und unbewussten Ängste aufzulösen, um die Produktion von Serotonin zu fördern. Deshalb zielen sämtliche Methoden im Praxisteil dieses Buches genau darauf ab, negative Zustände verdrängter Angst und Spannung aufzulösen, unser emotionales und psychisches Befinden zu harmonisieren und ganzheitlich mehr Souveränität, ein besseres Selbstwertgefühl, Gelassenheit und Lebensfreude zu entwickeln. Gezielt arbeiten wir darauf hin, die körpereigene Produktion von Serotonin zu verbessern.

Im Vergleich zum sofortigen Effekt der drogenähnlich wirkenden Schlaftablette erfordern die praktischen Übungen und Methoden der Selbsttherapie und Entspannung ein wenig Bemühen, Konsequenz und Zeit – doch dafür werden alle negativen Nebenwirkungen durch positive Nebenwirkungen ersetzt! Die Art des Denkens und Bewertens besitzt also einen sehr intensiven Einfluss auf unsere Verfassung, unser Gesamtbefinden und konkret auch auf den Schlaf.

Und wie wir erfahren haben, wird zuviel stress- und aufregungsbedingtes *Cortisol* unter anderem zum Gegner unserer Glückshormone und unseres Schlaf-Botenstoffs *Melatonin*. Zirkuliert eine gewisse Dosis Cortisol (plus zuviel *Adrenalin* plus zuviel *Noradrenalin*) im Körper, bleiben wir selbst dann wach(sam), wenn wir erschöpft und todmüde ins Bett sinken, denn es kann nicht mehr genug Melatonin produziert werden, um uns einschlafen zu lassen.

Wo liegen denn konkret die Ursachen, dass bei manchen Schlafgestörten dauerhaft viel mehr Cortisol produziert wird als nötig und hilfreich?

Wir wissen, dass unser Gehirn die »Entschlüsselungs- und Übersetzungsstation« für faktische Informationen aus der Umwelt ist. Bei jungen Eltern beispielsweise ist das Gehirn nachts sinnvollerweise auf einen höheren Wachsamkeitsmodus geschaltet, um das Schreien des Babys sofort zu hören und wach genug zu sein, um es versorgen zu können. Der wesentliche Stoff, den das Gehirn für diese erhöhte Wachsamkeit und Aktionsbereitschaft verfügbar macht, ist natürlich das Cortisol. Wenn wir bewusst oder unbewusst beschlossen haben, dass Wachsamkeit und Aktionsfähigkeit besonders wichtig sind, hält uns das Gehirn über die Cortisolproduktion fortwährend in erhöhter Alarmbereitschaft. Das für den Schlaf erforderliche Melatonin wird heruntergefahren.

Und dieses hochempfindliche Gleichgewicht zwischen Schlaf und Handlungsfähigkeit, zwischen Melatonin und Cortisol kann leider sehr leicht gestört werden. Bereits ein Gedanke wie »O nein, nur noch 4 Stunden, bis der Wecker klingelt!« kann das Cortisol soweit aktivieren, dass das Melatonin nicht dagegen ankommt. Durch Stress und Besorgnis, bei Ängsten oder bei Gefühlen von Hass und Ärger wird immer die Adrenalin- und Cortisolproduktion angekurbelt.

Dabei nützt die hochgefahrene Alarmbereitschaft, die das Gehirn anscheinend aus archaischen Gründen für erforderlich hält, meistens überhaupt nichts – ganz im Gegenteil. Wir kommen nicht mehr zur Ruhe, sind nervös und schlafen schlecht. Wir sind müde und reizbar, unser Gedächtnis funktioniert nicht mehr richtig, wir werden fahrig und zerstreut und leisten immer weniger. Hat ein solcher Kreis einmal begonnen, kann er sich leicht verselbständigen, denn es scheint keine »Entwarnung« durch echte Entspannung und tiefe lange Schlafphasen mehr zu geben. Im Gegenteil: Wir werden umso gereizter und aufgeregter, je weniger wir geschlafen haben. Alarmiert über diese Anspannung folgert unser Stoffwechselproduzent, das Gehirn, erst recht eine weitere Notwendigkeit, Cortisol, Adrenalin, etc. auszuschütten. Je mehr es das veranlasst, desto schlechter finden wir zur Ruhe und desto schlechter ist der Schlaf. Ein Teufelskreis hat eingesetzt, und bei dieser Art von Teufelskreis ist es nicht so einfach, ihn wieder zu unterbrechen.

Können wir in dieser Situation das Gehirn in Bezug auf innere Ruhe, Gelassenheit und guten Schlaf wieder umprogrammieren? Das lässt sich optimistisch bejahen, denn das Gehirn besitzt normalerweise nach wie vor seine Fähigkeit, ausreichend »positive« Botenstoffe zu produzieren. Doch warum macht es dann nicht seinen Job so wie früher – als wir jünger waren und noch schlafen konnten wie die Murmeltiere? Haben wir unwissentlich eine *chronische* Gegenproduktion von Botenstoffen veranlasst, welche die Schlaf- und Gute-Laune-Stoffe neutralisiert? Haben wir uns umgeschaltet auf zu viel Spannung, Negativität und Hab-Acht-Stellung? Sind wir mittlerweile zu verkrampft und können nicht mehr richtig loslassen?

Doch sobald wir einen solchen Mechanismus erkennen, können wir ihn auch umkehren! Wir wissen also, dass **jeder Gedanke** und **jede Bewertung Botenstoffe freisetzt** – im günstigsten Fall den ersehnten Glückscocktail aus Endorphin, Dopamin und Serotonin; im ungünstigsten Fall zirkuliert ein Cocktail aus Cortisol und Adrenalin in Ihrem Blut, Botenstoffe, die beispielsweise durch Angst, Zeitdruck, Hass, Ärger oder Sorge ausgelöst werden. Doch *beide* Arten von »Botenstoff-Cocktails« können zu einem regelmäßigen Gewohnheitsmuster werden. Also können wir uns auch gezielt auf die »Glücks-Stabilisierung« hin trainieren, denn das

Prinzip ist simpel: **Denkgewohnheiten werden zu Gefühlsgewohnheiten. Und wie dieser Begriff schon sagt, handelt es sich schlicht und einfach um – Gewohnheiten!**

Es ist einigermaßen einleuchtend, dass Menschen, die sich *angewöhnt* haben, extreme und negative Bewertungen vorzunehmen, und infolgedessen häufig zu Angst oder Wutreaktionen neigen, eher Kandidaten für Schlafstörungen sind als Charaktere, die auf Probleme mit entschärfenden Bewertungen reagieren und damit Gelassenheit, Geduld und Optimismus kultivieren.

Doch wie immer Sie persönlich gestrickt sein mögen, es fällt niemals leicht, eine Veränderung seiner etablierten gedanklichen Muster und Einstellungen aus dem Ärmel zu schütteln, denn die Art des Denkens entspringt jahrzehntelangen Konditionierungen. Daher zurück zu unserer Frage: Ist es möglich, das Gehirn in Bezug auf Schlaf so zu stimulieren, dass es wieder einen tiefen gesunden und guten Schlaf veranlasst?

Dazu können wir nur an der Wurzel des Übels ansetzen und systematisch bestimmte Denkgewohnheiten ändern. Die Methoden der Selbsttherapie und der Entspannungstechniken im Praxisteil bieten Ihnen ein umfassendes Repertoire, Ihr Wohlbefinden und Ihren Stoffwechsel zugunsten einer höheren Serotoninproduktion zu verbessern. Wichtige Unterstützung bieten das Erlernen bewährter Entspannungstechniken und gegebenenfalls das systematische »Krisenmanagement« und die Selbsttherapie. Ergänzend können Sie auf Ihr Denken und Befinden mit der Methode gezielter Affirmationen einwirken, wie wir sie im Praxisteil kennenlernen werden.

Bei einer komplett gestörten Schlaf-Chemie und bereits chronischen Schlafstörungen ist es sinnvoll, mehrere Register zu ziehen; die dazu empfohlenen Kombinationen finden Sie am Ende des Praxisteils.

Der Einfluss von Entspannung auf die Schlaf-Chemie

Eine der besten Methoden, seinen Stoffwechsel und seine Boten-stoffe zu harmonisieren, besteht in regelmäßigen, täglichen Ent-spannungsübungen, beispielsweise in Form von *Autogenem Trai-ning, Yoga* oder entspannenden Visualisierungen.

Diese Übungen haben eine Auswirkung auf den Stoffwechsel und die Produktion von Botenstoffen, indem sie die Produktion der **Stresshormone drosseln und das Wohlfühlhormon** *Serotonin* **aktivieren.**

Folgende Stoffwechselvorgänge finden durch Entspannungs-methoden statt:

- Die Adrenalinproduktion wird vermindert und Adrenalin wird abgebaut.

- Auch die Cortisolproduktion wird vermindert und Cortisol wird abgebaut.

- Serotonin wird produziert.

- Vor allem abends wird zusätzlich Melatonin ausgeschüttet.

In dem Zusammenhang ist es immer wieder erheiternd, zu sehen, wie einige Teilnehmer der Entspannungskurse bereits während der Entspannungsübung tief und fest einschlafen. Nach einer solchen Entspannungssitzung verlassen erfahrungsgemäß alle Teilnehmer den Kurs entspannt, harmonisiert und in bester Stimmung. Für die darauffolgende Nacht wird vonseiten der Teilnehmer oft von baldi-gem Einschlafen und besserem Schlaf berichtet.

Entspannungsübungen schalten also unseren Stoffwechsel um, und zwar von einem hohen Stress-, Nervositäts- und Anspan-nungslevel auf Gelassenheit, Ruhe und Wohlbefinden. Die mit dem Stress einhergehende Gereiztheit nimmt deutlich ab, Souve-ränität und gute Stimmung nehmen unmittelbar zu.

Das Ausmaß dieser »Umschaltung« unseres Stoffwechsels hängt dabei wesentlich vom Grad unserer Übung ab. Werden solche Entspannungs- und Harmonisierungsmethoden über einen längeren Zeitraum praktiziert, steigert sich das Wohlbefinden mit zunehmendem Training.

Anfangs braucht es ein gewisses Durchhaltevermögen, denn die gewünschten positiven Effekte stellen sich normalerweise erst nach einigen Wochen des täglichen Übens ein. So lange brauchen Gehirn und Nervensystem, um die beabsichtigte Wirkung in die Praxis umzusetzen. Wer diese Ausdauer aufbringt, erfährt nach wenigen Wochen die **Belohnung in Form größerer Gelassenheit, besserer Laune und einer wohligen Entspanntheit seines Nervensystems.** Das wiederum beugt gesundheitlichen Problemen vor, verbessert die Funktion Ihrer Organe und wirkt insbesondere blutdrucksenkend. Selbstverständlich wirkt sich diese Entspanntheit insbesondere auf schnelleres Einschlafen und eine bessere Schlafqualität aus.

Die Investition von 15 bis 30 Minuten täglicher Entspannungsübung, am besten gegen Abend, wird sich für Sie gesundheitlich und stimmungsmäßig lohnen. Und halten Sie mit dem Praktizieren Ihrer bevorzugten Übungen einige Wochen lang durch, dann möchten Sie nach kurzer Zeit Ihre Entspannungsmethoden nicht mehr missen, weil Sie sich schon während des Übens so viel wohler fühlen als beim Fernsehen!

Wenn nichts mehr hilft –
Die Einnahme von Schlaf-Botenstoffen

Eine der verschiedenen Optionen, Ihre Schlaf-Chemie zu beeinflussen, besteht auch in der Einnahme der Schlafstoffe selbst. Sowohl *L-Tryptophan*, welches die Produktion von *Melatonin* vorbereitet, als auch Melatonin gibt es in Kapselform. Doch auch mit der Einnahme dieser Schlafmittel sollte man nicht leichtfertig umgehen; sie sollte unter ärztlicher Kontrolle geschehen und möglichst nur vorübergehend eingesetzt werden, nachdem die anderen natürlichen Methoden nicht genügend Wirkung gezeigt haben.

Setzen Sie gegebenenfalls die Einnahme von L-Tryptophan oder Melatonin für einen befristeten Zeitraum ein, während Sie die Regeln der Schlafhygiene, Entspannungsübungen und weitere Methoden aus dem Praxisteil anwenden. Nach 3 Monaten sollte eine Einnahme dieser Schlafstoffe überflüssig geworden sein, weil Ihr Organismus seine natürliche und gesunde Funktion wieder selbst ausführen kann.

Die Einnahme von L-Tryptophan

Die Bildung des körpereigenen *L-Tryptophan* kann durch Stress, Vitamin-B6-Mangel und Magnesiummangel beeinträchtigt sein. In dem Fall wird neben dem Ausgleich von Nährstoffmängeln der Einnahme der Aminosäure L-Tryptophan als Vorläuferstoff von Melatonin eine gute Schlafwirkung zugeschrieben.

Die Wirkung der Einnahme von L-Tryptophan wird oft als stimmungsaufhellend, beruhigend und gewichtsreduzierend beschrieben, wobei die stimmungsaufhellende Wirkung darauf beruht, dass es im Gehirn zu *Serotonin* umgebaut wird. L-Tryptophan gilt daher als natürliches Antidepressivum, denn es wirkt beruhigend bei gleichzeitig geringen Nebenwirkungen.

Hochdosiert kann L-Tryptophan als Schlafmittel eingesetzt werden. Es wurden dabei in den 80er Jahren gravierende Nebenwirkungen beobachtet, beispielsweise verminderter Appetit oder sogar lebensbedrohliche Muskelerkrankungen, doch diese Nebenwirkungen führte man auf Verunreinigungen des gelieferten L-Tryptophan zurück, die einem bestimmten Hersteller zugeordnet werden konnten. Trotzdem ist L-Tryptophan deswegen in vielen Ländern seitdem nicht mehr erhältlich.

Als Dosierung wird eine Menge von ca. 1–3 mg empfohlen, wobei die Wirkung meistens erst nach einigen Wochen einsetzt.

Als Nebenwirkungen der Einnahme können Tagesmüdigkeit, Schwindel oder Kopfschmerzen auftreten. Es empfiehlt sich die Kombination mit Vitaminen der B-Gruppe, insbesondere Vitamin B2, B3, B6 und B12. Gute Erfahrungen wurden mitunter auch bei einer Kombination von L-Tryptophan und Melatonin gemacht, die Dosierung muss mit dem Arzt abgesprochen werden.

Die Einnahme von Melatonin

Melatonin ist bekanntlich unser selbstproduziertes »Schlafhormon«. Es kommt aber nicht nur als Stoffwechselprodukt bei Menschen und Wirbeltieren vor, sondern auch in pflanzlichen Nahrungsmitteln, zum Beispiel in Walnüssen und in den Schalen einiger Traubensorten. Untersuchungen der Universität Texas haben gezeigt, dass beim Verzehr von Walnüssen der Melatoninspiegel im Blut um das Dreifache steigt. Traubenschalen enthalten zwar nur eine winzige Menge Melatonin pro Gramm, trotzdem glauben italienische Wissenschaftler an einen beruhigenden Effekt. Allerdings muss beispielsweise noch überprüft werden, ob das Hormon auch die Kelter übersteht und im Wein selbst noch nachweisbar ist – oder ob es sich wieder einmal um das Wunschdenken des Menschen handelt, das den roten Rebsaft zu Medizin hochstilisieren will.

Melatonin wird auf jeden Fall seit einigen Jahren als natürliches Schlafmittel diskutiert, das vermutlich sogar völlig frei von negativen Nebenwirkungen ist.

Der Einnahme von reinem Melatonin wird eine sanfte und natürliche Schlafförderung zugeschrieben und es wurde bislang keine Suchterzeugung beobachtet. Vor allem in den USA erfreut sich Melatonin als Schlafmittel großer Beliebtheit, dort ist die Einnahme sehr verbreitet und fast jeder schluckt es gegen Jetlag und bei jeglicher Art von Schlafstörungen; es ist überall frei erhältlich und wird ebenso unbefangen wie bei uns die Baldrianpräparate verwendet. Amerikanischen Studien zufolge soll Melatonin sogar krebshemmend wirken; außerdem werden diesem Botenstoff umfassende Anti-Aging-Effekte zugeschrieben.

Kritiker befürchten hingegen, dass das Gehirn durch die Einnahme von Melatonin möglicherweise seine eigene Melatoninproduktion vermindern oder einstellen könnte. Daneben existieren Bedenken, dass die Wirksamkeit von Melatonin nach wenigen Wochen nachlässt oder dass die Einnahme von Melatonin unser komplexes Zusammenspiel der Botenstoffe durcheinanderbringen würde.

Andere Studien wiederum scheinen zu belegen, dass nach mehrwöchiger Melatonineinnahme die körpereigene Melatoninproduktion sogar angekurbelt wurde. Die Befunde hinsichtlich der langfristigen Auswirkung auf den Schlaf sollten also vorläufig noch mit etwas Skepsis betrachtet werden, da sie sehr unterschiedlich sind und noch keine systematischen Langzeitstudien vorliegen.

Es gab in letzter Zeit allerdings etliche Untersuchungen zu anderen Auswirkungen von Melatonin. Neben diversen Anti-Aging-Wirkungen werden Melatonin auch antidepressive Eigenschaften zugeschrieben. Dermatologen der Uni Jena wollen sogar festgestellt haben, dass die äußere Anwendung das Haarwachstum günstig beeinflusst. Und Zahnmediziner der spanischen Universität Granada vermuten einen Parodontoseschutz durch Melatonin: Versuchsteilnehmer, die im Speichel höhere Werte des Hormons aufwiesen, hatten anscheinend weniger Probleme mit Zahnfleischschwund. Ein internationales Forscherteam wertete im Jahr 2007 zehn Studien aus, die sich mit der Auswirkung hoher Melatoningaben auf die Überlebenschancen von Tumorpatienten beschäftigten: Bei den 643 Tumorpatienten, die täglich Melatonin einnahmen, reduzierte sich das Sterberisiko binnen Jahresfrist angeblich um 34%.

Es gibt derzeit anscheinend kaum eine Substanz, die so unterschiedliche Studienergebnisse und kontroverse Einschätzungen hervorbringt wie Melatonin.

Insgesamt könnte Melatonin anderen gebräuchlichen Schlafmitteln aufgrund geringerer (oder möglicherweise überhaupt keiner) Nebenwirkungen vorzuziehen sein, insbesondere wenn es nur
eine Zeitlang angewendet wird, bis sich der natürliche Schlafrhythmus wieder eingestellt hat. Ein Nachteil gegenüber herkömmlichen, stark wirkenden Schlafmitteln besteht darin, dass die
schlafauslösende Wirkung auch in höherer Dosierung von beispielsweise 5 mg recht mild ist, oft nur für 3 bis 4 Stunden vorhält
und nicht die ganze Nacht lang wirkt. Die individuell wirksame
Dosierung muss man auf jeden Fall selbst herausfinden, diese kann
zwischen 1 mg und 10 mg betragen.

Allgemein sollten Melatoninpräparate nur bei gravierender
Schlaflosigkeit und unter Anleitung eines Facharztes (Neurologen)
eingenommen werden, denn eine Selbstmedikation kann riskant
sein. Vor dem Verschreiben und dem Verabreichen von Melatonin
sollte der Melatoninrhythmus des Patienten überprüft werden.
Ihre Melatoninwerte können Sie auch ohne aufwendige Blutent-
nahme aus dem Speichel bestimmen, da die Konzentration im
Speichel ca. ein Drittel der Werte im Blut beträgt. Einen solchen
Speicheltest für Melatonin können Sie sogar selbst zu Hause durchführen. Die Kosten für das Bestimmen von Melatonin und auch
die Kosten für Melatoninpräparate werden zurzeit zwar nur von
wenigen Krankenkassen übernommen, sind aber erschwinglich;
sicherheitshalber kann man bei der Krankenversicherung vorher
nachfragen, wenn man die Kosten nicht selbst tragen möchte.

**In Deutschland ist reines Melatonin nur auf Privatrezept in den
Apotheken erhältlich.** Melatonin kann auch im Internet direkt aus
den USA (wo es nicht als Medikament gilt) bestellt werden. Das
bedeutet allerdings, dass die Qualität von Melatoninpräparaten
nicht gewährleistet ist. Melatonin wird nicht ausschließlich synthe-
tisch oder aus Pflanzen gewonnen, sondern zum Teil auch aus
Hirngewebe. Um keinerlei Risiken einzugehen, sollte man darauf
achten, dass die Substanz synthetischen statt tierischen Ursprungs
ist.

Die individuelle Dosierung von reinem Melatonin ist mit dem behandelnden Arzt abzusprechen. Um eine schlafanstoßende Wirkung zu erreichen, genügt es in vielen Fällen, eine halbe bis eine Stunde vor dem Zubettgehen 1 bis 2 mg Melatonin einzunehmen. In amerikanischen Studien ist Melatonin in einer etwas höheren Dosis von 2 bis 5 mg gegeben worden. Die Dosis liegt daher im Allgemeinen eher bei circa 1 bis 4 mg pro Tag. Für Personen ab 60 Jahren werden 6 bis 10 mg empfohlen. Melatonin darf nicht zusammen mit MAO-Hemmern eingesetzt werden, und in Anbetracht der spärlichen Daten ist auch schwangeren und stillenden Frauen von der Einnahme abzuraten. Eine ärztliche Kontrolle ist auf jeden Fall sinnvoll und ergibt sich allein daraus, dass Melatonin anders als in den USA in deutschen Apotheken nur auf Rezept erhältlich ist.

Leider lässt die Pharmaindustrie Melatonin als Medikament trotz millionenfacher Einnahme seit Jahren ziemlich links liegen, sodass immer noch zu wenige Studien über dessen Wirksamkeit vorliegen. Spekulationen besagen, dass reines Melatonin nicht patentierbar und deshalb von Pharmaunternehmen nicht lukrativ zu vermarkten sei.

Doch es gibt inzwischen immerhin einige wenige (patentierte) *Retardpräparate*, die Melatonin enthalten, auch diese sind alle verschreibungspflichtig: Ein neueres Produkt heißt *Circadin* und enthält 2 mg Melatonin in retardierter Form. Es wird normalerweise erst bei Patienten ab 55 Jahren zur Behandlung von Schlafstörungen verschrieben. Die Circadin-Tabletten setzen das Melatonin langsam über einige Stunden hinweg frei, um die natürliche Produktion von Melatonin im Körper nachzuahmen. Die empfohlene Dosis beträgt eine Tablette einmal täglich und wird nach der letzten Mahlzeit 1 bis 2 Stunden vor dem Zubettgehen eingenommen. Diese Dosis muss über 3 Wochen eingenommen werden. Die Anwendung von Circadin bei Patienten mit Leberproblemen wird nicht empfohlen, auch bei Patienten mit Nierenproblemen ist es mit Vorsicht anzuwenden. Alkoholkonsum ist vor, während und nach der Einnahme von Circadin zu vermeiden.

Ein weiteres Medikament heißt *Melachron*. Es wurde vor einigen Jahren von dem Münsteraner Chronobiologen Jan-Dirk Fautek gemeinsam mit italienischen Kollegen entwickelt. Auch dieses Melatonin-Präparat wird nur langsam im Körper abgebaut, während reine Melatoninpräparate normalerweise schnell verstoffwechselt werden und daher nur eine kurzfristige Schlafwirkung erbringen. Melachron hingegen soll das Melatonin gleichmäßig verteilt über einen mehrstündigen Zeitraum abgeben. Melachron ist zum Beispiel über deutsche Online-Apotheken zu beziehen.

PRAXIS

Ganzheitliche Selbsttherapie Ihrer Schlafstörungen

Die Basis Ihrer Selbsttherapie bildet zu Beginn ein Schlaftagebuch mit Tabelle, das Sie 3 Wochen lang führen, um Ihr Schlafverhalten und Ihren individuellen Schlafbedarf zu analysieren und Ursachen für Störungen aufzudecken. Diese Selbstdiagnose ist die Grundlage für Ihren Selbsttherapie-Plan, der am Ende des Praxisteils beschrieben wird und mit dessen systematischer und umfassender Methodik Sie Ihre Schlafprobleme maßgeschneidert therapieren werden.

Wenn Sie als Grundlage erlernen, sich im Alltag trotz aller Belastungen, Sorgen oder Probleme immer wieder wirklich tief entspannen zu können, wird es Ihnen leicht fallen, wieder guten, tiefen Schlaf zu finden. Der Praxisteil wird Ihnen helfen, sich körperlich *und* seelisch tief entspannen zu lernen, wobei letzteres vielleicht noch wichtiger ist, denn wenn Sie geistig und emotional in Frieden sind, ist Ihr Körper ganz von selbst entspannt und gelöst.

Sollten psychische Probleme oder eine Lebenskrise Sie belasten und Ihren Schlaf entsprechend beeinträchtigen, ermöglichen Ihnen die ersten Praxiskapitel eine wirkungsvolle Selbsthilfe. Sie entwickeln mehr Gelassenheit im Alltag als nützliche Grundlage für die Therapie Ihrer Schlafstörungen.

Die Atemübungen helfen, sich körperlich und geistig noch tiefer zu entspannen. Die beiden bewährtesten Entspannungsmethoden, das *Autogene Training* und alternativ das *Entspannungstraining nach Jacobson*, finden Sie in abgewandelter Form zum Einschlafen. Auch die vier Dehnungen des »Schlafyoga« wirken sich schlaffördernd aus. Es handelt sich dabei um einfache Yogaübungen, die im Bett liegend ausgeführt werden und keine besondere Gelenkigkeit oder sonstige Fähigkeiten erfordern, aber in Verbindung mit tiefer Atmung ebenfalls zu einer wohligen körperlichen und seelischen Tiefenentspannung führen.

Die Bild- und Zentrierungsmeditationen helfen Ihnen schließlich, sich seelisch und emotional zu harmonisieren. Diese Visualisierungen sind in der Bildsprache Ihres Unterbewusstseins verfasst und stimmen Sie seelisch und geistig positiv ein, sie vermitteln Gelassenheit und inneren Frieden und tragen wesentlich dazu bei, gelöster und friedvoller einzuschlafen.

Die natürlichen Mittel, also pflanzliche Beruhigungsmittel (und bei Mangelerscheinungen die entsprechenden Mineralien und Vitamine), können Sie gut als zusätzliche Hilfen einsetzen, um Ihren Schlaf zu fördern, ebenso wie Entspannungsmusik oder Schlaf-CDs, Wellness-Rituale oder »Schlummermahlzeiten«. Wir werden alle physischen und psychischen Möglichkeiten ausschöpfen, um die körpereigene Schlaf-Chemie zu verbessern.

Einen der wichtigsten Aspekte bei Schlafstörungen stellen die Wachliegezeiten dar. Sie finden diverse Methoden, bald tief entspannt und harmonisiert wieder einschlafen zu können.

Nur in gravierenden, therapieresistenten Fällen beziehen wir unter ärztlicher Aufsicht die Einnahme von natürlichen, das heißt körpereigenen Schlafbotenstoffen *(Tryptophan/Melatonin)* mit ein. Von der Einnahme herkömmlicher Schlafmittel wird grundsätzlich abgeraten.

Der Praxisteil im Überblick

I. Schlafanalyse und Auswertung
* Schlaftagebuch mit Tabelle für 3 Wochen
* Selbstdiagnose und Analyse
* Diagnose Ihres tatsächlichen Schlafbedarfs
* Evtl. Integration eines Mittags- oder Nachmittagsschlafs

II. Grundlagen der Stressbewältigung
* Loslösung aus dem Alltagsstress
* Sorgen Sie für Ihre emotionale Entspannung
* Das Nachtgedankenbuch
* Mentales Training für Gelassenheit im Alltag
* Mentales Training I: Visualisierung »Positives Selbstbild«
* Mentales Training II: Konfliktbewältigung
* Persönliches Krisenmanagement und Selbsttherapie
* Sorgen bewältigen und Ängste auflösen
* Problemlösung
* Selbsttherapie

III. Entspannende Atemtechniken
* Bauchatmung
* Lockerungsatmung
* Tiefatmung im »Kugelsitz«
* Atemübung I zur Auflösung von Anspannung oder Aggression: »Solar-Plexus-Spannungsentladung«
* Atemübung II zur Auflösung von Extremstress oder Aggression: Entladungsatmung »Holzfällerschwung«
* Yoga-Atmung zur psychischen Entspannung
* Schlaffördernde Entspannungsatmung
* Schlaffördernde »befreiende« Atmung
* »Traumhafte« Entspannungsatmung
* Tiefenentspannende Einschlafatmung

IV. Körpertiefenentspannung

- Autogenes Training in Abwandlung zum Einschlafen
- Progressive Muskelentspannung nach Jacobson in Abwandlung zum Einschlafen
- Körpertiefenentspannung in Kurzform

V. Harmonisierung

- Entspannungsmusik
- Schlaf-CDs
- Einschlaf-Yoga

VI. Psychische Entspannung

- Affirmationen
- Affirmationen zum Verlernen der Schlafstörung
- Die Methode der Atem-Affirmation
- Atem-Affirmationen zur mentalen Tiefenentspannung
- Schlaffördernde Atem-Affirmationen
- Atem-Affirmation zur intensiven Einschlaf-Entspannung
- Bildmeditationen zur emotionalen Entspannung und Harmonisierung
- Einschlafmeditationen

VII. Umgang mit nächtlichen Wachphasen

- Entspannungsmusik oder Schlaf-CD
- Das Nachtgedankenbuch
- Lesen
- Kognitive Therapie
- Tiefenentspannung – Autogenes Training oder Entspannung nach Jacobson
- Einschlafmeditation
- Entspannungsatmung oder Atem-Affirmation

VIII. Unterstützende Therapiemaßnahmen

* Einnahme unterstützender Mittel: Johanniskraut, Baldrian, Hopfen; Vitamin B3, B6, B12, Magnesium; Homöopathische Mittel; Bachblüten
* Lichttherapie
* Ätherische Aromaöle
* Nahrungsmittel, die die Schlaf-Chemie fördern: »Schlummermahlzeiten« oder »Betthupferl« wie zum Beispiel der »Schlummertrunk«
* Bei therapieresistenten Schlafstörungen zeitweise Einnahme von Tryptophan oder Melatonin.

IX. Kombination der schlaffördernden Methoden

X. Ihr Schlaftherapie-Plan

Am Ende des Buches finden Sie Hinweise zu Selbsthilfegruppen, ärztlicher Beratung sowie weitere Informations- und Kontaktmöglichkeiten. Und nun beginnen wir mit diesen praktischen Schritten, die Ihnen wieder wohltuenden tiefen Schlaf ermöglichen werden.

Schlafanalyse und Auswertung

Schlaftagebuch mit Tabelle für 3 Wochen

Mit der folgenden Tabelle führen Sie für 3 Wochen ein Schlaftagebuch, um zu analysieren, welche Tagesfaktoren und Gewohnheiten Ihren Schlaf möglicherweise positiv oder negativ beeinflussen, und um Ihren individuellen Schlafbedarf festzustellen.

In die Spalte *Tagesverlauf* tragen Sie bitte Tagesfaktoren ein, die Einfluss auf Ihre Nachtruhe ausüben könnten, zum Beispiel, ob es Stress oder Ärger gab, was Sie gegessen und getrunken haben oder ob Sie angenehme, entspannende Dinge unternommen haben. Zum Beispiel »Heute ab 10 Uhr keinen Kaffee mehr getrunken«, »Abends Streit mit den Kindern wegen der Hausaufgaben« oder »vor dem Einschlafen Beruhigungstee getrunken«.

Für jede Nachtstunde tragen Sie nachts oder am nächsten Morgen nachträglich in die Rubrik *Nacht* ein, ob Sie geschlafen haben, wach waren oder gedöst haben. Dazu tragen Sie in die Kästchen der Uhrzeiten einfach Zeichen ein: Für Schlafzeit einen waagerechten Strich, für Wachzeit einen senkrechten Strich und für Dämmern oder Dösen einen diagonalen Strich:

| | = wachliegen
/ = entspannter Dämmerzustand, dösen
– = schlafen.

In der Rubrik *Tagesform* tragen Sie für den nachfolgenden Tag ein, wie ausgeruht, fit oder erschöpft, müde etc. Sie sich fühlen.

Am Ende einer Woche fassen Sie Ihre Beobachtungen zu möglichen Zusammenhängen und Anmerkungen unter *Wochenresümee* zusammen. Notieren Sie alle Aspekte, die bei Ihnen Schlafstörungen verursachen, und die möglicherweise zu einem Teufelskreis beitragen.

Beispiel

Tag/Datum	22 Uhr	23 Uhr	24 Uhr	1 Uhr	2 Uhr	3 Uhr	4 Uhr	5 Uhr	6 Uhr	7 Uhr
MO 8.3.	Tagesverlauf: Stress im Job; 1,5 Stunden Sport, warme Mahlzeit und 3 Bier, abends bis 23 Uhr gechattet									
MO Nacht	I	I	–	–	–	–	I	I	/	–
Tagesform DI 9.3. Phasenweise müde und gereizt, abends wieder munter										
DI 9.3.	Tagesverlauf: Normaler Tag, Abendspaziergang, warmes Bad, heiße Milch mit Honig, 22 Uhr ins Bett, gelesen.									
DI Nacht	/ I	–	–	–	–	–	I	I	/–	–
Tagesform MI 10.3. Fühle mich den ganzen Tag lang fit, ausgeruht und leistungsfähig.										

etc.

Machen Sie sich 3 Kopien dieses einwöchigen Plans (vergrößert z.B. auf 141%):

Tag/Datum	22 Uhr	23 Uhr	24 Uhr	1 Uhr	2 Uhr	3 Uhr	4 Uhr	5 Uhr	6 Uhr	7 Uhr
MO Tagesverlauf:										
MO Nacht										
Tagesform DI										
DI Tagesverlauf:										
DI Nacht										
Tagesform MI										
MI Tagesverlauf:										
MI Nacht										
Tagesform DO										
DO Tagesverlauf:										
DO Nacht										
Tagesform FR										
FR Tagesverlauf:										
FR Nacht										
Tagesform SA										
SA Tagesverlauf:										
SA Nacht										
Tagesform SO										
SO Tagesverlauf:										
SO Nacht										
Tagesform MO										
Wochenbilanz										

Selbstdiagnose und Analyse

Nach 3 Wochen Schlaftagebuch können Sie nun mit Ihrer Selbstdiagnose anhand der Auswertung beginnen. Daraus können Sie Ihren individuellen Schlafbedarf ermitteln, außerdem werden Gewohnheiten und Verhaltensweisen offensichtlich, die für Sie schlaffördernd oder schlafbehindernd wirken. Und so werten Sie Ihr Schlaftagebuch aus:

Auswertung der Rubrik *Tagesverlauf:*
Diese Rubrik zeigt Ihnen im Vergleich mit den Schlafstunden der darauffolgenden Nacht die Gewohnheiten auf, die für Sie schlafbehindernd oder schlaffördernd wirken. Darüber ermitteln Sie, welcher Tagesverlauf und welche Situationen, Verhaltensweisen, Gewohnheiten und Einflüsse Ihrer Nachtruhe hinderlich oder förderlich sind.

Auswertung der Rubrik *Nacht:*
Wie viele Stunden haben Sie in den 3 Wochen durchschnittlich geschlafen?

Mit wie vielen Stunden Schlaf haben Sie sich am nächsten Tag fit und leistungsfähig gefühlt?

Sie erhalten durch diese Auswertung einen Überblick über Ihr Schlafverhalten, über Ihre durchschnittliche Einschlafdauer, über Ihre Wachphasen und über die durchschnittliche Schlafdauer.

Auswertung der Rubrik *Tagesform:*
In Verbindung mit der Rubrik der vorherigen Nacht erkennen Sie objektiv Ihr optimales Schlafpensum. Bitte zählen Sie die Schlafstunden, die Ihnen am Folgetag ein Gefühl ausreichender Erholung, Fitness und Leistungsfähigkeit ermöglicht haben.

Indem Sie diese Anzahl der geschlafenen Stunden mit Ihrem Befinden des Folgetages vergleichen, sehen Sie, wie viele Stunden Schlaf Sie tatsächlich brauchen, um sich fit und leistungsfähig fühlen.

Bedenken Sie bei der Auswertung Ihres Schlafbedarfs bitte, dass es »effiziente« Schläfer gibt und »Langschläfer«. Beim effizienten Schlaf komprimiert der Schläfer die Tiefschlaf- und REM-Phasen auf eine kurze Zeitdauer (das können 6 Stunden sein) und erreicht damit den vollen Erholungszustand, den ein Langschläfer erst in 10 Stunden erreicht, weil er zwischendurch lange Leichtschlafphasen hat, die für die nächtliche Erholung von geringer Bedeutung sind, die der Langschläfer aber benötigt, um wieder in den Tiefschlaf abzutauchen.

Nach den 3 Wochen können Sie daher an der Rubrik *Tagesform* deutlich ablesen, welches Pensum an Schlafstunden für Sie ausreichend oder unzureichend gewesen ist (es sei denn, Sie hätten in keiner einzigen Nacht so viel geschlafen, dass Sie sich am Folgetag ausgeruht und wohlgefühlt hätten – dann allerdings sollten Sie auf jeden Fall einen Arzt konsultieren und eventuell eine Diagnose im Schlaflabor durchführen lassen).

Auswertung der Rubrik *Wochenbilanz*:
Hier finden Sie Ihre Beobachtungen und Einschätzungen zur Schlafthematik im Überblick. Sie identifizieren Verhaltens- oder Denkweisen, die bei Ihnen eventuell zum Teufelskreis Schlafstörung führen, und finden hilfreiche oder störende Faktoren in diesem Überblick zusammengefasst.

Entsprechen die Einschätzungen Ihrer Schlafzeit den Zeiten im Schlaftagebuch? Häufig zeigt sich im Schlaftagebuch, dass das Störungsausmaß geringer ist, als es der vorherigen Selbsteinschätzung entsprach. Eine solche Diskrepanz zwischen Schlaftagebuch und Globalschätzung ist ein typischer »Erinnerungsfehler«: Wir behalten schlechte und katastrophale Nächte wesentlich besser im Gedächtnis als die mittelmäßigen und guten Nächte.

Ermittlung Ihres tatsächlichen Schlafbedarfs

Wie ist der eigene Schlaf objektiv zu bewerten? Wer unter Schlafstörungen leidet, hat häufig den Eindruck, dass er überhaupt nicht mehr tief schläft und nächtelang vollständig wach daliegt. Die Schlafstörung wird als unkontrollierbar erlebt und in der Erinnerung an die vergangenen Nächte neigt man leicht dazu, das Ausmaß der Schlafstörung zu dramatisieren. In der diagnostischen Phase vor der eigentlichen Therapie ist es daher wichtig, diese Wahrnehmungen und Einschätzungen mit Hilfe des Schlaftagebuchs zu überprüfen.

Entspricht die gefühlsmäßige Einschätzung Ihrer Schlafzeit tatsächlich den dokumentierten Zeiten im Schlaftagebuch? Häufig belegen die Aufzeichnungen im Schlaftagebuch, dass das Schlafdefizit deutlich geringer ist, als es der Selbsteinschätzung entspricht. **Diese verzerrte Wahrnehmung trägt aber weiter zur Besorgnis über die kommenden Nächte und damit zur Schlaflosigkeit bei** (»mit so wenig Schlaf bin ich doch gar nicht leistungsfähig«).

Umso wichtiger ist die objektive Analyse, wie viel Sie tatsächlich geschlafen haben – und die vielleicht überraschende Erkenntnis Ihrer Wochenbilanz, wie viel oder wie wenig Schlaf Sie tatsächlich brauchen, um sich wohlzufühlen.

Lesen Sie nach Auswertung Ihres Schlaftagebuchs nochmals das Kapitel »Schlafhygiene« durch und ergänzen Sie Ihre Auswertung mit weiteren Faktoren, die Ihren Schlaf möglicherweise beeinträchtigen oder fördern könnten.

Integration eines Mittags- oder Nachmittagsschlafs

Sie kennen nach Auswertung Ihres Schlaftagebuchs die Faktoren, die Ihren Schlaf günstig oder ungünstig beeinflussen; vor allem können Sie besser einschätzen, *wie viel* Schlaf Sie individuell brauchen. Eventuell wird es Ihnen nach der Analyse Ihres Schlafverhaltens und Schlafbedarfs sinnvoll erscheinen, Ihren Schlaf hinsichtlich der Bettliegezeit zu beschränken, also eine *Schlafkompression* auszuprobieren bzw. den **Schlaf zu »portionieren«**, das heißt, auf

Nacht und Tag zu verteilen, indem Sie einen Mittags- oder Nachmittagsschlaf in Ihren Tagesverlauf einfügen.

Eine Schlafkompression beziehungsweise Schlafrestriktion sollten Sie dann erwägen, wenn Sie den größten Teil der Nacht wach liegen oder Stunden im Bett verbringen, bevor Sie endlich einschlafen, oder viel zu früh aufwachen. Im Kapitel Stimmungskontrolle und Schlafrestriktion (vgl. S. 75 ff.) finden Sie mehrere Versionen dazu, und insbesondere die schrittweise Schlafzeitverschiebung kann sehr hilfreich sein.

Wenn Sie zu den Nachtmenschen gehören, bietet eine nächtliche Schlafkompression mit eventuell zusätzlichem Tagesschlaf eine nützliche Kombination, mit der Sie Ihren Schlafbedarf mühelos decken können. Überlegen Sie dafür als erstes, ob Sie einen regelmäßigen Mittagsschlaf oder Nachmittagsschlaf in Ihren Tagesablauf einbauen können. Welche Tageszeit wäre für einen Tagesschlaf überhaupt verfügbar? Wie viel Zeit könnten Sie dafür einräumen? Planen Sie ein Zeitfenster für Ihren Tagesschlaf.

Probieren Sie einmal aus, ob eine Stunde Mittagsschlaf für Sie praktikabel und ausreichend ist oder ob ein ein- bis dreistündiger Schlaf am Nachmittag bzw. nach Feierabend in Ihren Tagesrhythmus passt und Ihnen das erwünschte Gefühl des Ausgeruhtseins, des Wohlbefindens und der Fitness schenkt. Wenn ja, könnte das die maßgeschneiderte Lösung Ihres Schlafproblems sein.

Verbringen Sie diese Schlafphase in einem abgedunkelten Raum, am besten in Ihrem Schlafzimmer, und sorgen Sie dafür, dass keine Störungen durch Anrufe oder Sonstiges Ihre Ruhe beeinträchtigen können. Vielleicht hilft Ihnen leise Entspannungsmusik oder eine Schlaf-CD, bald einzuschlafen und wunderbar tiefen Schlaf zu genießen, der Ihren Schlafbedarf optimal erfüllt.

Probieren Sie die Option des Mittags- oder Nachmittagsschlafs einmal 2 Wochen lang aus, dann ist für Sie die Auswirkung klar erkennbar. Sollten Sie aber nach dem Tagesschlaf jeweils für den Rest des Tages schlapp und schläfrig sein, ist die Schlafphase zu lang, oder das ist dann einfach nicht Ihre optimale Methode.

Unbedingt vermeiden sollten Sie jedoch grundsätzlich ein abendliches Einnicken am Fernseher, denn dadurch werden Ihre innere Uhr und Ihr Schlafrhythmus durcheinandergebracht, zumindest Einschlafstörungen sind dann häufig die Folge.

Grundlagen der Stressbewältigung

Loslösung aus dem Alltagsstress

Menschen, die unter Dauerstress stehen, können vor allem abends schlecht abschalten. Der Körper produziert weiter Stresshormone, der Blutdruck ist erhöht und der Stoffwechsel beschleunigt – alles Faktoren, die für den Schlaf hinderlich sind.

Eine erste Abhilfe kann Bewegung bieten. **Eine halbe Stunde Sport oder ein Spaziergang wirken bereits stressabbauend und schlaffördernd.** Doch betreiben Sie keinen Hochleistungssport und auch keine anstrengenden Arbeiten (auch nicht geistig) kurz vor dem Schlafengehen.

Gerade ein regelmäßiger, abendlicher Spaziergang hilft, den Kopf wieder freizubekommen. Lassen Sie dabei den Tag Revue passieren. Schließen Sie Frieden mit vorhandenen Problemen und sehen Sie die Schwierigkeiten und Hindernisse als Herausforderungen für Ihre Kreativität, um passende Lösungsstrategien zu entwickeln. Wenn Sie mit Ihrem eigenen Verhalten unzufrieden sind, lassen Sie in Ihrer Vorstellung ein idealeres Verhalten ablaufen. Vielleicht hilft es Ihnen, bereits den nächsten Tag in Gedanken zu planen. Lassen Sie dann gedanklich los und genießen Sie bewusst die Natur um sich herum, betrachten Sie den Himmel, atmen Sie tief durch und entspannen Sie.

Auch ein regelmäßiges entspannendes **Wellness-Ritual** abends vor dem Schlafengehen ist sehr schlaffördernd. Das könnte beispielsweise aus einem heißen Bad bestehen, versehen mit beruhigenden Kräuterzusätzen wie Lavendel oder Kamille, dazu Kerzenlicht und sanfte Musik. Entspannen Sie, bereiten Sie sich nach dem

Bad einen leckeren Schlaftrunk, lesen Sie etwas Unterhaltsames und lassen Sie dazu vielleicht in Ihrem Schlafzimmer einen schönen Aromaduft verdunsten. Ein solches Ritual wirkt sich als Tagesabschluss günstig auf Ihr Wohlbefinden, Ihr Nervensystem und Ihr Schlafverhalten aus.

Sorgen Sie für Ihre emotionale Entspannung

Ob Eheprobleme oder Probleme am Arbeitsplatz – kaum etwas verkrampft psychisch und psychosomatisch so intensiv und schnell wie Ärger! Meistens ärgern wir uns dabei über Verhaltensweisen eines Mitmenschen. Für Ihre innere Balance ist es allerdings wichtig, diesen Ärger aufzulösen und nicht zu verdrängen oder zu schlucken.

Die Psychotherapie kennt dazu vielfältige Möglichkeiten. Eine sehr direkte Version des Aggressionsabbaus besteht darin, den Ärger zunächst einmal direkt auszuagieren. Abreagieren kann man sich dabei auf viele verschiedenen Arten: zum Beispiel mittels Sport.

Akute, »heiße« Wut und Aggression können direkt über totale **Verausgabung beim Sport** oder über das aus der Aggressionstherapie stammende Abreagieren durch Schlagen eines Handtuchs auf einen Sessel (verbunden mit lautem Schreien) ausagiert werden.

Doch wahrscheinlich haben Sie längst Ihre Aktivität gefunden, die Ihnen am besten hilft, Ärger oder Wut abzubauen. Ob Hausputz, Spaziergang oder Kickboxen – Sie sollten Ihre Version nutzen, damit Ärger nicht verdrängt und damit gesundheitsschädigend wird. Eine weniger spektakuläre Möglichkeit, die trotzdem wirkungsvoll ist, um negative Gefühle aufzulösen, besteht im **detaillierten Niederschreiben** des Ärgernisses.

Falls die Quelle Ihres Ärgers chronisch ist, sollte natürlich nach einem Weg gesucht werden, damit umzugehen: Entweder als äußere Lösung – durch ein Gespräch oder die Veränderung einer Situation – oder durch eine innere Lösung, die dabei hilft, mit dem betreffenden Auslöser innerlich Frieden zu schließen.

Auf dieser Basis, einen emotionalen Stau abzureagieren oder zu bewältigen, können sich Entspannungs- und Harmonisierungsmethoden noch intensiver und positiver auswirken. Die beste Möglichkeit besteht natürlich darin, sich wenn irgend möglich gar nicht erst zu ärgern oder aufzuregen!

Das Nachtgedankenbuch

Wenn Sie ein mental aktiver oder eher nachdenklicher Mensch sind, kennen Sie es vielleicht auch, dass an manchen Abenden oder Nächten die Gedanken einfach nicht enden wollen. Tausend wichtige und unwichtige Gedanken beschäftigen Sie immer noch, und manchmal beißt man sich an einem Thema, einer Situation oder Erinnerung regelrecht fest. In der Nacht bekommen solche Gedanken und Themen zusätzlich eine erhöhte Wichtigkeit und erscheinen besonders problematisch oder intensiv.

Eine sehr gute Hilfe, um diese zeitlich unpassende Gedankenaktivität zu bannen, bietet Ihnen ein *Nachtgedankenbuch*; das ist sozusagen das nächtliche Pendant zum Tagebuch.

Legen Sie sich einfach einen Block oder ein Heft mit Stift neben Ihr Bett. Sollten Sie zu nächtlicher Zeit dann wieder einmal irgendwelchen Grübeleien nachhängen, machen Sie Licht (am besten sanftes Kerzenlicht), und schreiben Sie Ihre Nachtgedanken, so wie sie kommen in Ihrem Nachtgedankenbuch auf. Denn indem man etwas *ausdrückt*, löst man sich mental davon und kann in dem Wissen abschalten, dass die wichtigen Themen schriftlich fixiert sind und am nächsten Tag in aller Ruhe angegangen werden können. Mit dem Nachtgedankenbuch bannen Sie die Sorgen, und das mentale Abschalten fällt leicht.

Mentales Training für Gelassenheit im Alltag

Neurobiologen und Psychologen streiten zwar nach wie vor darüber, ob beispielsweise ein Mangel an *Serotonin* das Ergebnis schlechter Laune ist oder ob schlechte Laune das Ergebnis von Serotoninmangel ist. **Einig ist man sich allerdings darin, dass es einen Zusammenhang zwischen der Serotonin-Produktion und unseren inneren Bildern gibt.**

Innere Bilder, also unsere inneren Vorstellungen und Bewertungen der Welt und unseres Schicksals, entscheiden darüber, ob wir unser Leben als geglückt oder gescheitert erleben. Glücklich sind wir dann, wenn uns unser Tun sinnvoll und konstruktiv erscheint und wenn wir sozial gut eingebunden sind.

Gelingt es, den gedanklichen Bereich konstruktiv auszurichten, folgen viele positive Wirkungen von selbst. Jemand, der konstruktiv und freundlich denkt, entwickelt auch eine konstruktive Motivation und handelt dementsprechend. Diese innere Haltung erzeugt wohltuende Glücks-Botenstoffe, und darüber entstehen Gelassenheit und Wohlbefinden. Die Umwelt belohnt diese Eigenschaft mit Sympathie und Freundlichkeit, was zu einem guten sozialen Eingebundensein führt – eine wichtige Voraussetzung für Gesundheit und inneren Frieden.

Langfristig bringen daher konstruktiv-freundliches Denken und daraus resultierendes Handeln innere Ruhe und Zufriedenheit mit sich. Es ist sicherlich auch nicht neu, dass negative Denkgewohnheiten, die mit Gefühlen wie Neid, Missgunst, Konkurrenzdenken, Ärger, Rivalität, Besitzansprüchen, Aggressionen oder Frustration einhergehen, sich sehr schädlich auf den Körper *und* die psychische Verfassung auswirken.

Stress, Ärger, Frustration, Streit und Konflikt sind oft die aufreibenden Konsequenzen einer solchen nichtkonstruktiven Denkhaltung. Dies ist vielleicht so weit verbreitet, dass es manchen als »normal« vorkommen mag; diese Empfindungen sind aber für den eigenen Organismus sehr anstrengend. Viel Adrenalin zirkuliert durch den Körper, um eine uralte – einst überlebensnotwendige – biologische Kampf-/Fluchtkonstellation aufrechtzuerhalten. In einer solchen Verfassung schläft es sich vor allem für sensiblere Naturen einfach nicht gut, weil Körper und Seele verspannt sind.

Doch was ist zu tun, wenn man sich in einer äußerlich wie innerlich festgefahrenen Konfliktsituation befindet? Man ändert eben einfach seine Denk- und Gefühlsgewohnheiten. Tatsächlich? Das ist leicht gesagt! Aber wie bringt man das fertig – mittels Willensbeschluss jedenfalls bestimmt nicht länger als für 10 Minuten. Denkgewohnheiten sind viel zu lange etabliert, als dass man sie einfach durch einen Beschluss ändern könnte. Die gesündere und erwünschte Denkhaltung muss regelrecht *eingeübt* werden, und es bedarf eines inneren Umlernens.

Im Folgenden wird Ihnen eine meditative Übung angeboten, die Sie vor dem Einschlafen und zusätzlich beim Aufwachen durchführen können, um Konfliktsituationen innerlich zu entschärfen. Diese Übung kann Ihr Wohlbefinden und Ihre Gelassenheit deutlich verbessern. Das den folgenden Visualisierungen zugrundeliegende Rezept ist simpel:

- Positive, also freundliche Motivation und Integrität erzeugen Wohlbefinden, innere Entspanntheit und ein gutes Selbstwertgefühl.

- Aggressionen, Ärger oder Feindseligkeit verkrampfen psychisch und physisch und setzen verstärkt Stresshormone frei (die als Antagonisten der Schlafhormone wirken).

Wenn Sie möchten, können Sie sich die folgende mentale Übung auf ein Blatt kopieren und dieses Blatt im Blickfeld Ihres Schlafplatzes deponieren. Lesen Sie diese Visualisierung mit den Affirmationen jeden Abend und jeden Morgen durch und lassen Sie die dazugehörigen Selbst-Bilder kurz vor Ihrem inneren Auge entstehen. **Eine jede Visualisierung bewirkt eine intensive Programmierung des Unterbewusstseins.**

Ihnen wird auffallen, dass diese innere Einstimmung Ihnen mehr Energie und gute Laune vermittelt, auch wenn Sie vielleicht noch nicht auf Anhieb so gut schlafen, wie Sie sich das vielleicht wünschen. Doch mit dieser Methode legen Sie einen wichtigen Grundstein für Ihren langfristigen Erfolg, was den Schlaf betrifft, und auch hinsichtlich Ihres Selbstwertgefühls und Ihrer Lebensqualität.

Sobald sich die ersten positiven Ergebnisse einstellen, führen Sie diese Übung auch weiterhin durch, damit sich diese innere Ausrichtung stabilisiert. Visualisieren Sie danach gelegentlich nochmals in größeren Zeitabständen, bis diese wohltuende Haltung vollständig und dauerhaft verinnerlicht ist.

Mentales Training I:

Visualisierung »Positives Selbstbild«

Ich genieße es, mich in meiner Vorstellung selbst zu sehen, in einer ganz alltäglichen Situation, wie sie heute und morgen auftauchen wird. Ich sehe mich so, wie ich mich mag, heiter und lächelnd – es geht mir gut.

Mein Wohlbefinden macht es mir leicht, freundlich zu meinen Mitmenschen zu sein, ich verbreite gute Laune.

Ich gönne meinen Mitmenschen alles Positive und ruhe gelassen in mir.

Ich möchte mich in Harmonie und Kooperation mit anderen befinden. Was ich mir erlaube und wünsche, erlaube und gönne ich auch jedem anderen.

In meinem Denken und Handeln bin ich absolut fair anderen gegenüber, ich beanspruche nur das, was mir wirklich zusteht und gerechtfertigt ist. Ich denke und handle kooperativ.

Meine Freundlichkeit wirkt wohltuend auf alle, die mir begegnen.

Ich achte auch gut auf mich selbst. Wenn ich Grenzen ziehen oder etwas ändern muss, was ungerechtfertigt oder zu meinem Nachteil ist, kläre ich das und bin dabei innerlich gelassen und ruhig.

Dabei vermeide ich sogar gedankliche Feindseligkeit.

Ich bleibe auf meinem ruhigen, klaren Kurs, selbst wenn Missstände, Probleme oder Ungerechtigkeiten damit noch nicht augenblicklich lösbar sein sollten. Meine innere und äußere Freundlichkeit und meine Gelassenheit lassen eine souveräne innere Kraft in mir anwachsen.

Es mag in der Außenwelt ein bisschen dauern, bis sich positive Veränderungen manifestieren, aber innerlich sind die positiven Wirkungen für mich sofort spürbar. Ich genieße meine innere Ruhe, meine Lebendigkeit, meine Liebe zu mir selbst. Innerlich kann ich damit Lebensqualität für mich selbst sofort herstellen.

Ich ruhe friedlich in meiner Selbstliebe und spüre Freundlichkeit für mich selbst – und auch für alle anderen.

Mentales Training II:

Konfliktbewältigung

Falls eine akute Streit- oder Konfliktsituation vorliegt oder Sie sich häufig mit sehr negativem Benehmen einer Person konfrontiert sehen (worüber Sie sich schädlicherweise aufregen, ärgern und verspannen), können Sie zu Ihrem emotionalen Schutz die obige Visualisierung Mentales Training I folgendermaßen ergänzen:

Vor meinem inneren Auge erscheint die Person, die ich nicht mag (mit der ich zerstritten bin, die mich durch ihr Verhalten fertigmacht, etc.).

Ich atme weiter tief durch und bleibe ganz ruhig. Ich fühle mich wohl in meiner Haut und bin zufrieden. Meine Gedanken und Gefühle bleiben friedlich und klar, als würde mich eine dicke Wand aus Glas schützen.

Ich setze meine Willenskraft ein, um diesen Menschen einmal überpersönlich zu sehen, ganz gleich, wie er sich mir gegenüber verhält.
Welche seiner positiven Eigenschaften kenne ich?
Erinnere ich mich auch an ein nettes Verhalten von ihm?

Auf jeden Fall lasse ich meinen Ärger, meine Verletztheit und meinen inneren Widerstand gegen diesen Menschen jetzt einfach los. Entschieden löse ich mich von diesem für mich schädlichen Ballast.
Das Verhalten dieses Menschen ist nicht mehr MEIN Problem.

Ich schaffe mir eine Handhaltung, mit der ich die folgenden Suggestionen kopple und in mir verankere: Daumen und Mittelfinger der linken Hand berühren sich fest mit den Fingerspitzen. Diese Fingerhaltung ist mit meinem neuen inneren Programm verbunden:

Wann immer ich diesem Menschen begegne, und wie immer er sich auch benimmt, ich konzentriere mich ganz stark auf meine innere Entspanntheit. **Ich atme tief durch und achte auf meinen Atem. Ich ruhe in mir.** Mein Bauch bleibt weich und locker, mein Atem fließt ruhig, tief und gleichmäßig. Ich achte darauf, dass sich weder mein Körper noch meine Psyche verspannt. **Meine innere Ruhe ist mir am wichtigsten.**

Wenn Sie diese Ergänzung circa 2 Wochen lang morgens und abends mental üben, ermöglicht sie Ihnen, in der Streit- oder Konfliktsituation gelassen in sich zu ruhen und Ihren inneren Stress abzubauen. Das mentale Training in Verbindung mit der »Verankerung« durch die Fingerhaltung sollte gründlich allein eingeübt werden, bis man seiner »Konfliktperson« innerlich gelassen zu begegnen vermag.

Erst wenn das gründlich mental trainiert worden ist, fühlt und verhält man sich auch in der konkreten Situation wirklich entspannt und gelassen. Versucht man stattdessen, das zu praktizieren, bevor man innerlich durch diese Übung emotional so weit ist, führt das zu Frustration und dem Eindruck, man schaffe das sowieso nicht.

Es kann aber nach dem vorherigen mentalen Training in der akuten Situation völlig ausreichen, einfach die Fingerhaltung zu praktizieren, um die innere Gelassenheit und Ruhe schützend zu aktivieren. Achten Sie dabei immer auf Ihre entspannte, tiefe Atmung.

Persönliches Krisenmanagement und Selbsttherapie

Sorgen bewältigen und Ängste auflösen

Häufig sind Schlafstörungen ein Signal dafür, dass irgendetwas in Ihrer Lebenssituation grundlegend nicht stimmt. In erster Linie sind es familiäre, emotionale oder berufliche Schwierigkeiten, die für den unruhigen oder mangelnden Schlaf verantwortlich sind. Daher sollte eine gründliche Überprüfung der eigenen Lebenssituation am Anfang der Selbsttherapie stehen. Ganz gleich, ob die Probleme real existent oder zunächst nur befürchtet sind, es ist wichtig, sich mit ihnen auseinanderzusetzen und sie nicht zu verdrängen.

Die erste Hilfe besteht deshalb darin, seine Probleme, Sorgen und Ängste einmal genau und detailliert aufzuschreiben. Dabei darf man sich zugestehen, sich auch die schlimmsten befürchteten Konsequenzen auszumalen und sich mit diesen – meist verdrängten – Schreckensbildern einmal mutig zu konfrontieren. Schwarz auf Weiß und im Tageslicht betrachtet, reduziert sich deren Bedrohlichkeit oft bereits deutlich.

Meistens zeigt sich dann, dass unbewusste und subtile Existenz- und Überlebensängste nicht gerechtfertigt sind.

Der nächste Schritt wäre, sich den schlimmsten (realistisch zu befürchtenden) Konsequenzen in Gedanken vollkommen zu stellen und für ein paar Minuten bewusst Frieden damit zu schließen (»selbst dann geht das Leben weiter!«). Eine ins Auge gefasste befürchtete Konsequenz verliert viel von ihrem Schrecken.

An diesem Punkt kann das sogenannte »konstruktive Denken« einsetzen. Denn als nächsten Schritt entwerfen Sie für den schlimmsten befürchteten Fall unterschiedliche mögliche Lösungen und fixieren sie schriftlich. Schon allein diese Vorgehensweise, die schlimmsten Befürchtungen solchermaßen bewusst und ruhig durchzugehen und aufzuschreiben, bannt deren Schrecken und nimmt ihnen oft die psychosomatischen Auswirkungen, zu denen auch gestörter oder unruhiger Schlaf gehört.

Wenn Sie sich angewöhnen, sich vorhandenen Ängsten und Sorgen bewusst zu stellen und sie auf ein Stück Papier zu bannen, werden sie bald ihren Schrecken und damit auch die psychosomatischen Auswirkungen verlieren. Es entwickelt sich in Ihnen sogar eine neue Art von Selbstvertrauen, das darauf basiert, selbst für den schlimmsten Fall Lösungen finden zu können, die ein materielles und psychisches Überleben gewährleisten – und die Ihnen vielleicht sogar neue Qualitäten wie Flexibilität oder Freiheit erschließen.

Problemlösung

Wenn Sie sich den eigenen Ängsten in dieser Form bewusst stellen, kann das bereits ausreichen, sie auf ein gut verkraftbares Maß schrumpfen zu lassen. Doch manchmal genügt dieses Vorgehen noch nicht, um eine vorhandene Problematik aufzulösen. Bei gravierenden Störungen und Problemen braucht man eine tiefergehende Strategie, um sie zu lösen und vielleicht auch sich selbst ein Stück weit zu therapieren.

Lösungsansätze sollten unvoreingenommen in Gedanken durchgespielt werden, denn manchmal verharrt man aufgrund von Ängsten in einer Situation, die beträchtlichen Leidensdruck verursacht. Man sollte sich zunächst einmal eine Situationsänderung vor Augen halten und deren Umsetzung in Erwägung ziehen. Wenn Ihnen eine äußere Veränderung als Problemlösung möglich erscheint, spielen Sie diese Veränderung nicht nur in Gedanken, sondern auch einmal schriftlich durch.

Sollten Sie beispielsweise einen beruflichen Wechsel anvisieren, welche Konsequenzen kommen dann auf Sie zu? Welche Vorteile sind denkbar? Welche Risiken bestehen? Würde ein solcher Wechsel den Leidensdruck aufheben? Entwickeln Sie einmal einen Plan für eine solche Veränderung und stellen Sie sich vor, wie Sie in einer neuen Situation agieren und sich fühlen würden. Geht es um die Partnerschaft, können Sie ähnlich vorgehen und eine alternative Situation in Gedanken entwerfen.

Fühlen Sie sich von einer äußeren Situation völlig überfordert, sollte natürlich nach einer Möglichkeit der Hilfe und Entlastung gesucht werden, die – auch wenn sie vielleicht Kosten mit sich bringen mag – Ihre Lebensqualität erheblich verbessern kann. Bestehen schwierige Beziehungen? Kann man ihnen aus dem Weg gehen? Kann man sie verändern? Liegt es in Ihrer Macht, durch ein bestimmtes Verhalten (ein Gespräch, eine Entschuldigung, eine klare Abgrenzung) diese Beziehungen positiver zu gestalten? – Betrachten Sie systematisch Ihre allgemeine Situation:
Bestehen Ängste oder irgendeine Form von Druck oder Belastung?
Leben Sie in einer unharmonischen Partnerschaft?
Fühlen Sie sich von äußeren Umständen überfordert?

Setzt Ihre berufliche Situation Sie unter Stress?
Existiert eine sehr belastende Beziehung zu einem Menschen (Chef, Kollegen, Verwandten)?
Gibt es unverarbeitete Schocks oder Krisen?

Wenn Sie eine oder mehrere dieser Fragen mit Ja beantworten können, ist es wichtig und konstruktiv, Lösungen zu erarbeiten. Die Zeit, die mit dem Aufschreiben, Analysieren und Beschreiben verbunden ist, lohnt sich, denn durch diese innere Sammlung und Konzentration werden Sie die beste Lösung finden können.

Dafür nehmen Sie sich jeden Abend eine viertel bis halbe Stunde Zeit, um stichwortartige Notizen zu machen; Sie benötigen dafür einen DIN-A4-Block, Stift und wenn Sie mögen bunte Marker. Am Beginn steht ein einwöchiges *Krisentagebuch*, darauf folgt ein einwöchiges *Lösungstagebuch* als Basis Ihres individuellen Konfliktmanagements. Dieses werden Sie in täglicher Erfolgskontrolle mit Hilfe eines zweiwöchigen »persönlichen Krisenmanagements« in die Tat umsetzen. Gefestigt wird Ihre Selbsttherapie durch die anschließende tägliche »Erfolgsbilanz« für weitere 2 Wochen.

Ihre schriftliche, systematische Selbsttherapie erstreckt sich damit über 6 Wochen täglicher Notizen und wird Ihnen helfen, grundlegende Lebensverbesserungen und Konfliktlösungen zu erreichen. Die folgenden Etappen werden Ihr persönliches Krisenmanagement bilden:

Selbsttherapie

Wir beginnen mit der Beschreibung der teilweise vielleicht unbewussten oder unbeachteten Schwierigkeiten in Form des folgenden Krisentagebuchs. Machen Sie sich abends knappe oder, wenn Sie mögen, auch ausführliche Notizen zu jedem aktuell zutreffenden Punkt.

I. Eine Woche Krisentagebuch:

1. Fühle ich mich heute zufrieden oder unwohl?
2. Wie war mein Arbeitstag/Alltag heute?
3. Wie waren heute meine Kommunikation und meine Beziehung zu anderen?
4. Habe ich heute schwierige Kontakte oder Konflikte erlebt?
5. Wie habe ich heute meine Partnerschaft erlebt / Wie habe ich heute mein Singledasein erlebt?
6. Wer oder was hat mich heute frustriert oder geärgert?
7. Was bereitet mir heute Sorgen?
8. Was hat mich heute beunruhigt oder geängstigt?
9. Wie sieht momentan meine finanzielle Situation aus?
10. Gab es heute eine Situation, in der ich mich hilflos oder ausgeliefert fühlte?
11. Fühlte ich mich heute von irgendetwas/-jemandem überfordert?
12. Womit bin ich heute besonders unzufrieden, fehlt mir etwas?
13. Bestand heute eine ungeklärte Situation?
14. Gab es heute eine Situation, in der ich mich hilflos oder ausgeliefert fühlte?
15. Habe ich mich heute auf »faule« Kompromisse eingelassen?
16. Fühlt jemand sich von mir oder meinem Verhalten überfordert?
17. Gibt es etwas, das mir heute »Kopfschmerzen« bereitet?
18. Was hat mich heute gefreut, mir Halt gegeben, mir gut getan oder mich inspiriert?

Nehmen Sie sich nach einer Woche Krisentagebuch die Zeit, Ihre Notizen der ganzen Woche nochmals durchzulesen und die Situation zu analysieren. Übernehmen Sie dabei für alle Widrigkeiten die Verantwortung, denn wenn Sie die Umwelt oder die Umstände verantwortlich machen, begeben Sie sich unnötigerweise in eine Position des Ausgeliefertseins und der Ohnmacht, was Sie nicht weiterbringt und obendrein Ängste erzeugt.

Wenn Sie Ihre problematischen Bereiche und psychischen »Baustellen« in dieser Form unter die Lupe nehmen, werden im Verlauf einer Woche ganz von selbst Lösungsansätze auftauchen, und automatisch werden Ihnen Ideen kommen, wie mit den Problemthemen besser umzugehen ist. **Indem Sie Probleme zunächst einfach nur ruhig betrachten und analysieren, werden Ihr Unterbewusstsein und Ihre innere Kreativität sich mit Lösungsstrategien befassen.**

In der zweiten Woche werden Sie diese kreative Energie umsetzen, indem Sie mit dem *Lösungstagebuch* beginnen. Die Fragen sind ähnlich, zielen aber konkret auf Lösungen ab. Schritt für Schritt werden Sie Ihre individuellen Strategien entwickeln, vorhandene Schwierigkeiten zu lösen oder zumindest zu entschärfen.

Bitte versuchen Sie in der zweiten Woche, zu jedem von Ihnen festgestellten Missstand möglichst mehrere Lösungsmöglichkeiten zu entwerfen – eventuell auch in mehreren Lösungsschritten.

Manchmal mag es unmöglich sein, eine Konstellation zu ändern. Dann gibt es nur die Alternative, dass Sie Ihre innere Situation – also Ihre *Gefühle und die innere Einstellung zu dieser Situation* – ändern und ebenso Ihre innere und äußere Reaktion darauf. Das ist oft schwieriger, als eine äußere Situationsänderung herbeizuführen, daher fixieren Sie den Lösungsansatz für eine Änderung Ihrer inneren Haltung besonders gründlich und detailliert in schriftlicher Form.

Beispiel: »Jedes Mal, wenn mein cholerischer Chef einen seiner Wutausbrüche hat, konzentriere ich mich vollständig auf meine innere Gelassenheit und auf meine entspannte Tiefenatmung. Ich sehe sein Verhalten als sein eigenes Problem. Ich bleibe innerlich ruhig und ruhe entspannt in mir, während ich besonders langsam und tief durchatme. Ich stelle mir eine dicke Glaswand vor, die mich schützt.«

Sie finden zu einer solchen Problematik übrigens auch im Kapitel »Mentales Training II« (vgl. S. 144) eine Art Basisprogramm, um mit sich bzw. der eigenen Position (gegebenenfalls trotz einer Konfliktbeziehung) in Balance zu kommen und innere Harmonie aufrechtzuerhalten, selbst unter widrigen Umständen.

Nach dieser ersten Woche Krisentagebuch beginnen Sie mit Ihrem Lösungstagebuch, in das Sie ebenfalls täglich Ihre stichwortartigen Notizen zu den aktuell zutreffenden Punkten eintragen:

II. Eine Woche Lösungstagebuch:

1. Bin ich zufrieden oder hätte ich heute mehr für mein inneres Wohlbefinden tun können?
2. Wie war mein Arbeitstag/Alltag heute – was hätte ich besser machen können?
3. Wie war heute meine Kommunikation und meine Beziehung zu anderen – hätte ich mich freundlicher, kooperativer oder durchsetzungsfähiger verhalten sollen?
4. Habe ich heute schwierige Kontakte auflockern oder Konflikte auflösen können?
5. Habe ich heute meine Partnerschaft /mein Singledasein als schön erlebt, was könnte ich verbessern?
6. Wer oder was hat mich heute frustriert oder geärgert – kann ich das auflösen?
7. Was bereitet mir Sorgen – fällt mir dazu eine Lösungsstrategie ein?
8. Was hat mich heute beunruhigt oder geängstigt – wie kann ich mehr äußere oder innere Sicherheit finden?
9. Wie sieht momentan meine finanzielle Situation aus, kann oder will ich sie verbessern?
10. Gab es heute eine Situation, in der ich mich hilflos oder ausgeliefert fühlte – wie kann ich mich ruhig und klar durchsetzen oder abgrenzen? Fühlte ich mich heute von irgendetwas/-jemandem überfordert – wie kann ich mehr leisten, oder will ich lieber Grenzen ziehen?
11. Womit bin ich heute besonders unzufrieden, fehlt mir etwas – kann ich mir das selbst geben?

12. Bestand eine ungeklärte Situation, die ich klären konnte – kann ich dazu eine Entscheidung treffen oder daraus eine Konsequenz ziehen?
13. Habe ich mich heute auf »faule« Kompromisse eingelassen – wie könnte ich mich besser verhalten?
14. Fühlt jemand sich von mir oder meinem Verhalten überfordert – wie vermeide ich das?
16. Gibt es etwas, das mir heute »Kopfschmerzen« bereitet – wie kann ich das auflösen?
17. Was hat mir heute gutgetan, mich gefreut oder mir Halt gegeben?
18. Was hätte ich heute insgesamt besser machen können – wie und in welcher Form?

Beantworten Sie alle für Sie relevanten Fragen abends kurz schriftlich und beschreiben Sie die Lösungsansätze, die Ihnen dazu einfallen. **Die Beantwortung dieser Fragen ergibt nach einer Woche Ihr Lösungstagebuch** und das bildet Ihr persönliches Krisenmanagement.

III. Zwei Wochen Lösungstagebuch mit Erfolgskontrolle:

Lesen Sie dieses Lösungstagebuch – das Ihr persönliches Krisenmanagement darstellt – 2 Wochen lang *morgens* kurz durch, um mit einer Art idealer Programmierung in den Tag zu starten und für Ihre typischen Probleme optimal gerüstet zu sein! Überprüfen Sie in diesen 2 Wochen *abends* in Stichworten, welche Lösungsansätze Sie tagsüber verwirklichen konnten.

Schreiben Sie *gelungene Lösungen* am besten in großer farbiger Schrift auf. Fällt Ihnen eine kleine Selbstbelohnung ein, die Sie sich dafür gönnen möchten? Wenn nicht, klopfen Sie sich zumindest innerlich auf die Schulter, lächeln Sie Ihr Spiegelbild an und sagen Sie »Gut gemacht!«. Lassen Sie auch die kleinste positive Lösung und die geringste Lösungsverwirklichung groß erscheinen und LOBEN Sie sich dafür! Selbst sehr kleine Schritte in die richtige Richtung sind große persönliche Fortschritte.

Bei einigen Lösungsansätzen erleben Sie möglicherweise Widerstand oder sehen, dass dieser Ansatz nicht realisierbar ist. Eine solche Erkenntnis sollten Sie in Form neuer kreativer Lösungsansätze umsetzen.

IV. Zweiwöchige Erfolgsbilanz mit Belohnung:

Schreiben Sie jetzt in der letzten zweiwöchigen Etappe abends groß und in leuchtender Farbe auf, was Sie zunehmend besser schaffen. Schenken Sie sich nicht nur kleine Belohnungen für jeden kleinen Schritt, der Ihnen gelingt, sondern gönnen Sie sich zusätzlich eine tolle große Belohnung (Wellness-Massage, Designer-Shopping, einen Tag vor dem Fernseher faulenzen, Besuch eines Konzerts oder Fußballspiels etc.; Sie haben sich etwas verdient, was sich von Ihrem normalen Alltag abhebt!).

Führen Sie Ihr abendliches Tagebuch nach den 2 Wochen gelegentlich in knapper Form weiter, mit stichwortartigem Selbst-Check. Notieren Sie auch weiterhin auftauchende Probleme, Vorsätze oder Lösungsideen. Stellen Sie sich Herausforderungen und belohnen Sie sich, wenn Sie sie meistern.

Diese Selbstreflexion hilft Ihnen auch langfristig, eine konstruktivere und gesündere Lebenseinstellung zu entwickeln. Außerdem verarbeiten Sie dadurch Erlebnisse, Emotionen oder Aufregungen des Tages, so dass sich hier einige Minuten, die Sie vor dem Schlafengehen investieren, auf jeden Fall lohnen.

Sollten Sie trotz Anwendung dieser systematischen Selbsttherapie merken, dass innere oder äußere Veränderungen auch nicht mittels der Übungen oder des Schreibens zu erreichen sind, könnte es

Ihnen helfen, sich zumindest zeitweise therapeutischer Unterstützung zu bedienen und psychologischen Beistand zu suchen. Falls Sie sich zu sehr festgefahren fühlen, finden Sie darin vermutlich die notwendige Unterstützung und Klärung.

Entspannende Atemtechniken

Die wohl wichtigste Voraussetzung für Stressbewältigung und für gesunden Schlaf stellt die Fähigkeit dar, sich bewusst und tief entspannen zu können – sowohl körperlich als auch geistig. Echte Entspannung beinhaltet auch, verdrängte, unbewusste Ängste aufzulösen, depressive Stimmungen zu harmonisieren und gefühlsmäßig ausgeglichen zu sein. Daher gibt es Abstufungen beim Erlernen dieser Methoden. Am Anfang steht die Körperentspannung, und schließlich können Sie ganzheitliche Bild- oder Zentrierungsmeditationen für Ihr Wohlbefinden einsetzen. Doch diese Methoden helfen grundsätzlich nur, wenn sie wirklich beherrscht werden. Tägliches Üben über mehrere Wochen und Monate ist daher eine Voraussetzung, um damit erfolgreich zu sein.

Manche Schlafgestörte schlafen schon während der Entspannungsübung ein (dann eignet sie sich besonders gut abends im Bett zum schnelleren Einschlafen), bei anderen fördert die Entspannungstechnik den Schlaf indirekt. Für viele Patienten besteht der Nutzen einer Entspannungsmethode aber auch darin, besser mit den nächtlichen Wachliegephasen umgehen zu können und sich systematisch so tief zu entspannen, dass auch ohne richtigen Schlaf ein recht guter Erholungseffekt erzielt wird.

Als Grundlage zur bewussten Entspannung eignen sich Atemübungen hervorragend. Durch bewusstes, entspannendes Atmen werden Zwerchfell und Solarplexus gelockert und von Anspannung befreit. Wir erreichen über die Atmung sozusagen die psychosomatische Schaltstelle im Körper, die eine zentrale Bedeutung für den Zustand nervöser Anspannung bzw. innerer Gelassenheit und

Ruhe hat. Eine tiefe innere Anspannung, die sich im Solarplexus manifestiert, kann neben Schlafstörungen viele andere gesundheitliche Probleme (Magengeschwüre, Kopfschmerzen etc.) nach sich ziehen.

Die folgenden Atemtechniken führen mit ein bisschen Übung zu einer grundsätzlich tieferen, gesünderen Atmung im Alltag, die mehr Energie und Vitalität mit sich bringt, denn durch tieferes Atmen nimmt der Körper mehr Sauerstoff auf. Außerdem entspannen die tiefen rhythmischen Atemzüge (im Gegensatz zur flachen Brustatmung) den Bauch-, Zwerchfell- und Solarplexus-Bereich und erzeugen dort mehr Entspannung und Gelassenheit.

Führen Sie eine der folgenden Atemübungen täglich 2 bis 5 Minuten lang durch. Nehmen Sie danach bewusst die Steigerung Ihres körperlichen Wohlbefindens wahr und die wohlige Entspannung, die sich einstellt.

Bauchatmung

Wie alle Atemübungen lockert die bewusste Bauchatmung den Bauchraum und entspannt das Zwerchfell. Diese Übung ist sozusagen ein Entspannungs-Basic. Im Liegen oder in bequemer Sitzhaltung verschränken Sie die Hände über dem unteren Bauch. (Die anfangs tiefen »Entspannungsseufzer« – in den Seminaren auch als »Alte-Oma-Seufzer« bezeichnet – sorgen unter dieser Bezeichnung für ebensoviel Heiterkeit wie für die Bereitschaft, hemmungslos tief zu schnaufen und darüber zur entspannten Tiefenatmung überzugehen.)

Einige Male seufze ich tief und gut hörbar. Mit dem tiefen langen Ausatmen löse ich die Anspannung des Solarplexus und des Zwerchfells.
Nun beginne ich langsam und tief dahin zu atmen, wo die Hände auf dem Unterbauch aufliegen. Die Hände und die Bauchdecke heben und senken sich leicht mit jedem Ein- und Ausatmen.

Lockerungsatmung

Während des langsamen Einatmens durch die Nase spanne ich alle Körpermuskeln gleichzeitig fest an!

Diese Muskelspannung halte ich aufrecht, während ich kurz den Atem anhalte. Ich bin mir dabei meiner Kraft und Stärke bewusst.

Nun atme ich laut zischend durch den Mund aus und lasse beim Ausatmen alle Muskeln wieder locker.

Tiefenatmung im »Kugelsitz«

Die folgende Atemübung wirkt besonders wohltuend bei extremer Verspannung, Nervosität, emotionaler Aufregung sowie bei stressbedingten Rücken- und Nackenschmerzen. In dieser Haltung wird die Rücken- und Nackenmuskulatur gedehnt und gelockert, außerdem wirkt die umschlossene Körperhaltung beruhigend und zentrierend, so dass es leicht fällt, die innere Sammlung wiederzufinden und friedlich in sich zu ruhen.

Ich setze mich mit angewinkelten Beinen auf die Unterlage und umschlinge die Oberschenkel unterhalb der Knie. Der Kopf hängt locker nach vorne. Bei entspannter Rückenmuskulatur sinkt mein Kopf möglichst tief auf die Knie hinab.

Nun lenke ich die Aufmerksamkeit auf meinen Bauch. Ich beginne, langsam und tief zu atmen, so dass sich die Bauchdecke beim Einatmen gegen die Oberschenkel drückt.

Meine Konzentration und mein Bewusstsein verweilen in der Bauchmitte und sind eins mit der Atmung.

Ich lasse mich weder von Gedanken noch von Emotionen ablenken, sondern bleibe in meiner Mitte und nehme nichts als meine Atmung wahr.

Ich genieße es, mich atmen zu spüren. Ich ruhe in mir.

Atemübung I zur Auflösung von Anspannung oder Aggression: »Solarplexus-Spannungsentladung«

Diese Atemübung löst tiefsitzende nervöse und emotionale Anspannungen, indem die im Solarplexus sitzende Spannung stoßweise entladen wird. Die Atemübung wird im Sitzen durchgeführt. Die **Ausatmung erfolgt in zwei Atemstößen** – ein kurzer und dann ein langer Atemstoß.

Sitzen Sie beim Einatmen aufrecht.
Legen Sie in Sitzposition die Fingerspitzen beider Hände auf den Magenbereich auf.

Zuerst stoßen Sie den Atem kurz und ruckartig aus: »Phh«;
beim zweiten Atemstoß atmen Sie mit Druck immer weiter aus, bis Sie Ihre Lungen so leer wie möglich geatmet haben.

Die Ausatmung geschieht also mit einem lauten, doppelten Atemstoß (kurz – lang):
»PHHH ——— hhhhhhhhhhhhhhhhhhhhhhhhhhhhhhhhhhhhhhhh.«

Während dieser doppelten Ausatmung *atmen Sie alle Anspannung einfach aus!*

Ihr Oberkörper beugt sich dabei nach vorne.

Ihr Zwerchfell »ruckt« bei diesem Atemausstoß ähnlich wie beim Lachen, Weinen oder Husten. Durch diesen »Ruck« lösen Sie subtile Verspannungen, die sich im Zwerchfell festgesetzt haben.

158

Diese Spannung wird weiter entladen beim darauf folgenden Leeratmen, der langen Ausatmungsphase.

Genießen Sie es nun, diese Luftleere wieder zu füllen und tief einzuatmen. Dabei richten Sie sich wieder gerade auf.

Wiederholen Sie die doppelte Ausatmung etwa 10-mal.

Genießen Sie anschließend die wohltuende Entspannungswirkung und ruhen Sie einige Minuten aus.

Atemübung II zur Auflösung von Extremstress oder Aggression: Entladungsatmung »Holzfällerschwung«

Diese Übung ist ein wahres Wundermittel gegen emotionale Zustände wie Wut, Ärger oder aufgestaute Aggression – sie werden in wenigen Minuten ausgeatmet und aufgelöst.

Diese Atemübung ist ähnlich befreiend wie echtes Holzhacken. Außerdem lädt es Sie mit einem kräftigen Energiestoß in Form von hoher Sauerstoffzufuhr auf. Die Sauerstoffzufuhr kann sogar so ungewohnt hoch sein, dass Sie dadurch leichten Schwindel verspüren; das ist zwar harmlos, aber die Übung sollte dann beendet werden.

Stehen Sie locker in der Grätsche mit leicht angewinkelten Knien.

Atmen Sie tief durch die Nase ein und heben Sie dabei die Arme über den Kopf, als würden Sie mit einer Axt ausholen.

Die Hände sind über dem Kopf zusammengefasst. Atmen Sie so weit wie möglich ein und strecken Sie sich dabei noch höher nach oben.

Das Ausatmen geht als Atemstoß durch den Mund vor sich. Die imaginäre Axt saust beim Ausatmen zum Boden hinab mit einem ruckartigen Schwung – einer Bewegung des »Hackens«. Dabei wird der Atem durch den Mund ausgestoßen. Der Atem ertönt als »Hahh!« beim Herunterschwingen.

Der Oberkörper ist nun unten angekommen und Sie lassen ihn mit hängenden Armen zwischen den gegrätschten Beinen auspendeln und atmen dabei normal weiter.

Nach einigen Sekunden schwingen Sie wieder die imaginäre Axt nach oben, dabei tief durch die Nase einatmend, und stoßen den Atem beim »Schwung« nach unten, beim »Hacken«, ruckartig wieder mit einem »Hahh!« aus.

Intensivierung
Wenn Sie diesen Atemschwung ca. 10-mal vollzogen haben, können Sie, wenn Sie möchten (und vielleicht eine beträchtliche Portion aufgestaute Aggression in sich verspüren), diese Bewegung nun beschleunigen und die ganze noch vorhandene Wut in die Bewegung geben.

In dem Fall schwingen Sie bei JEDEM Einatmen langsam hoch und stoßen bei JEDEM Ausatmen nach unten »hackend« den »Hahh!«-Laut aus.

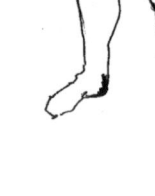

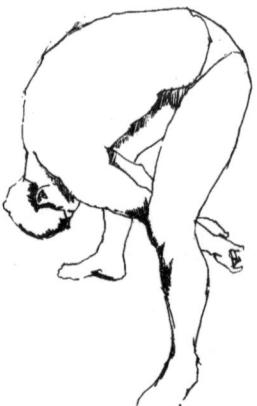

Yoga-Atmung zur psychischen Entspannung

Eine sehr sanfte Atemübung, die zutiefst beruhigt und innerlich reinigt, ist die folgende sehr bekannte und effektive Variante aus der Atemschule des Yoga. Wie bei allen Übungen, die entspannend wirken sollen, sind dabei die Augen geschlossen und der Blick nach unten gerichtet.

Während der Yoga-Atmung wird **abwechselnd jeweils mit Daumen und Mittelfinger immer ein Nasenloch zugehalten.** Man atmet abwechselnd immer durch das Nasenloch wieder ein, durch das man zuvor ausgeatmet hat. Klingt kompliziert – ist es aber nicht: Man wechselt das Nasenloch nach jedem Einatmen:

Links ausatmen und **links wieder ein**atmen,
dann **rechts aus**atmen und **rechts wieder ein**atmen;

links ausatmen und **links wieder ein**atmen,
rechts ausatmen und **rechts wieder ein**atmen;

links ausatmen und **links wieder ein**atmen usw...

Die Atemzüge werden langsam und tief ausgeführt.

Schlaffördernde Entspannungsatmung

Der Körper liegt entspannt, die Hände ruhen auf dem Bauch. Meine Augen sind entspannt und geschlossen, mein Blick ist nach unten gerichtet.

Mit jedem Atemzug spüre ich, wie sich mein Bauch sanft hebt und senkt.

Ich beginne die Übung mit einem tiefen Entspannungsseufzer und lasse den ganzen Körper locker. Mein Körper fühlt sich wohlig schwer an und ich lasse mich passiv von der Erde tragen.

Ich atme nun tief und bewusst im **»Vierer-Takt«**:
Meine Atemzüge lasse ich in einem gleichmäßigen Rhythmus fließen:
Während des Einatmens **zähle ich langsam bis vier**.
Einen kurzen Moment halte ich den Atem an.
Ich lasse den Atem dann **bis vier zählend ausströmen**.

Ich lasse mich von diesem gleichmäßigen Rhythmus »eins-zwei-drei-vier« wiegen, als läge ich in einem Boot, das über weiche, lange Wellen gleitet.
Das Einatmen hebt mich leicht an, das Ausatmen lässt mich weich sinken.

Ich genieße, wie der sanft fließende Atem im Vierer-Takt mich in immer tiefere Entspannung sinken lässt.

Schlaffördernde »befreiende« Atmung

Diese Atemübung wirkt emotional lösend und befreiend, und sie erleichtert das Einschlafen.

Ich ruhe wohlig entspannt in mir. Meine Augen sind geschlossen, mein Blick ist dabei nach unten gerichtet.

Mir wird bewusst, dass ich mit jedem Atemzug die Luft des weiten Himmels atme.

Jeder Atemzug verbindet mich mit dieser unendlichen Weite und Freiheit des Himmels. Das Fließen meines Atems vermittelt mir das Gefühl der Grenzenlosigkeit und Leichtigkeit.

Jeder Atemzug durchweht mich wie sanfter Wind. Ich bin verbunden mit diesem Wind, luftig, leicht und sehr frei.

Mit jedem Atemzug atme ich die Weite und Freiheit des leuchtenden Himmels ein **und spüre meinen Brustraum ganz weit und frei.**

Ich fühle mich leicht und gelöst.

162

»Traumhafte« Entspannungsatmung

Bei dieser Übung wirkt der Atem in Verbindung mit der Visualisierung tiefenentspannend und sehr schlaffördernd.

Ich lasse meinen gesamten Körper völlig locker. Auch mein Nacken und mein Gesicht sind entspannt, die kleinen Muskeln um die Augen herum sind weich und gelöst. Meine Augen sind geschlossen, mein Blick ist dabei nach unten gerichtet.

Ich stelle mir vor, auf einer großen, dicken Luftmatratze zu liegen und auf dem sonnendurchstrahlten Meer nahe am Ufer zu treiben.

Ganz passiv spüre ich, wie mein Körper von der weichen Luftmatratze sicher getragen wird und kann loslassen. Ich fühle mich vollkommen frei und gelöst.

Die Sonne durchwärmt meinen Körper sanft und angenehm, besonders mein Bauchraum ist strömend warm.

Hin und wieder streicht eine erfrischende, kühle Brise über mein Gesicht.
Ich schaue hinauf in den leuchtend blauen Himmel in seiner klaren Weite und atme auf. Ich atme frei und gelöst.

Nun lasse ich meinen Atem im Rhythmus mit den schimmernden Meereswellen fließen:
Mit jedem Einatmen fühle ich mich von einer langen, weichen Welle sanft und langsam emporgehoben.
Mit jedem Ausatmen gleite ich weich in ein Wellental.

Ich genieße es, von den Wellen meines Atems gewiegt zu werden.
Ich fühle mich geborgen in mir selbst, während mein Atem mich sanft und friedlich wiegt.

Ich fühle mich wohlig durchwärmt und zufrieden.

Tiefenentspannende Einschlafatmung

Bei dieser Atementspannung tun Sie nichts weiter, als einfach nur Ihren Atem zu beobachten.

Liegen Sie ganz entspannt, Ihre Augen sind sanft geschlossen, Ihr Blick ist dabei nach unten gerichtet.

Lauschen Sie auf das leise Geräusch Ihres Atems. Wann immer die Gedanken abschweifen, kehren Sie zum sanften Geräusch Ihrer Atmung zurück. Bleiben Sie (geschätzte) 5 bis 10 Minuten lang dabei, Ihren **Atem zu hören**.

Spüren Sie dann einfach das seidig weiche Fließen der Atemluft in der Nase.

Falls Sie noch wach sind, wechseln Sie nach vielleicht weiteren 10 Minuten dazu über, die Bewegung Ihres Atems *im Körper* wahrzunehmen. Wie bewegt sich Ihr Brustkorb und Bauch beim Atmen? Verweilen Sie bei der *inneren Bewegung, die Ihr Atem verursacht.*

Ihr Atem ist die mit Abstand wichtigste und – wenn man genau hinspürt – vielleicht sogar köstlichste »Nahrung« Ihres Körpers. Sie könnten nur wenige Minuten ohne diese Nahrung überleben. Genießen Sie einmal Ihren Atem als köstlichen Lebensstrom, der Sie nährt – genau wie ein Feinschmecker, der besten Wein verkostet oder ein wunderbares Dessert auf der Zunge zergehen lässt. Lassen Sie Ihren ganzen Körper die leichte, fließende Luft lustvoll atmen, schmecken, verkosten und genießen.

Kehren Sie irgendwann wieder zum leisen, fließenden Geräusch Ihrer Atmung zurück. Erkunden Sie jeweils für mindestens 5 bis 10 Minuten die verschiedenen Wahrnehmungen Ihres Atems, fangen Sie vielleicht auch immer wieder von vorne an, bis Sie irgendwann friedlich in den Schlummer gesunken sind.

Dies ist eine zutiefst beruhigende Einschlaf-Übung, die nicht nur körperlich, sondern auch geistig tiefe Ruhe erzeugt und mit zunehmender Praxis immer besser wirken wird.

164

Körpertiefenentspannung

Im Folgenden werden die beiden bewährten Entspannungsmethoden *Autogenes Training* und *Progressive Muskelrelaxation nach
Jacobson* vorgestellt. Probieren Sie beide aus, damit Sie feststellen
können, welche davon Ihnen besonders zusagt. Im Anschluss an
diese beiden Techniken finden Sie alternativ eine Körpertiefenentspannung in Kurzform, die Ihnen ebenfalls die Möglichkeit bietet, sich tagsüber zwischendurch mal eine kleine Portion Entspannung und Regeneration zu gönnen.

Es ist wichtig, zu wissen, dass eine hohe Gedankenaktivität
während solcher Entspannungsübungen völlig normal ist. Dann
wird uns nämlich ausnahmsweise einmal bewusst, wie konstant
und unermüdlich unser Verstand »plaudert« und ständig neue
»wichtige« Themen findet.

Lassen Sie sich keinesfalls davon entmutigen, sondern kehren
Sie beharrlich immer und immer wieder mit Ihrer Konzentration
zur Suggestion zurück.

Verstärkte Schluckreflexe, Husten oder Glucksen im Magen gehören
ebenfalls zu den normalen anfänglichen Entspannungsreaktionen,
ebenso wie ein Frösteln nach der Übung (der Kreislauf zieht den
verstärkten Blutstrom in Armen und Beinen wieder zurück in die
Körpermitte, dann fröstelt man); benutzen Sie vielleicht schon während der Entspannungsübung eine warme Wolljacke oder Decke.
**Es wird Ihnen sehr helfen, vor Ihrer Körperentspannung für 2
Minuten eine der Atemübungen zu machen.** Danach fällt Ihnen
nicht nur die Tiefenentspannung leichter, auch die permanente
Gedankentätigkeit kommt etwas mehr zur Ruhe.

Autogenes Training in Abwandlung zum Einschlafen

Das *Autogene Training* ist eine komplexe Entspannungsmethode,
die mit Autosuggestionen arbeitet, welche die physiologischen

Körperfunktionen messbar beeinflussen. Die Suggestion »Schwere« löst beispielsweise eine konkrete Entspannung des Muskeltonus aus, die Wärmesuggestion verstärkt die periphere Durchblutung, weitere Suggestionen wirken auf die Entspannung der Bauchorgane sowie auf das zentrale Nervengeflecht des Solarplexus, eine der Formeln wirkt sogar blutdrucksenkend. Insgesamt verlangsamen sich Atmung und Stoffwechsel, so dass die Körperfunktionen in einen schlafähnlichen Zustand eintreten. Dadurch werden nervöse Verspannungen gelöst, Körper und Nervensystem vermögen sich in der Tiefenentspannung des Autogenen Trainings fast so intensiv wie im Schlaf zu regenerieren.

Durch die hier dargestellte Abwandlung dieser Methode werden das leichtere Einschlafen und der gesunde Tiefschlaf gefördert. Zum besseren Einschlafen praktizieren Sie das Autogene Training im Bett liegend. Als Entspannungshilfe tagsüber praktizieren Sie es im Sitzen, denn tagsüber soll die Übung im Wachzustand durchgeführt werden, dabei hilft die sitzende Haltung.

Üben Sie die Suggestionen zuerst öfter tagsüber, indem Sie sich **die Formeln auf ein Blatt kopieren** und durchlesend praktizieren oder indem Sie sie sich auf Band sprechen.

Es gibt im Handel zwar zahlreiche CDs zum Autogenen Training, doch diese enden normalerweise mit den Aktivierungsformeln, die wir bei unserem Schlafthema nicht brauchen. Der Vollständigkeit halber sind sie jedoch in kleiner Schrift hinzugefügt; beim Üben tagsüber dürfen Sie auch die kleingeschriebenen Formeln anwenden, abends jedoch nicht.

Jede Autosuggestion wird in Gedanken 4- bis 8-mal langsam wiederholt. (Die Übung dauert je nach Ihrer Vorliebe ca. 10–30 Minuten.)

> Zuerst dehne ich meinen ganzen Körper, indem ich die Arme über dem Kopf ausstrecke und mich ganz lang mache. Dann lege ich mich entspannt hin. Die Wirbelsäule liegt möglichst flach auf der

Unterlage, Hände und Arme ruhen locker neben dem Körper oder auf dem Bauch. Die Schulterblätter liegen bequem auf. Der Nacken ist entspannt.

Gedanklich löse ich mich aus meinem Alltag.
»Ich bin ganz ruhig.« (Suggestion in Gedanken 4- bis 8-mal langsam wiederholen)

Ganz deutlich spüre ich meinen rechten und meinen linken Arm. Meine Arme sind weich und entspannt, und auch die Hände sind locker. Ich nehme das Eigengewicht meiner Arme wahr.
»Meine Arme sind wohlig schwer.« (in Gedanken 4- bis 8-mal langsam wiederholen)

Ich spüre die gesamte Auflagefläche meines Körpers. Meine Beine liegen warm und schwer auf der Unterlage. Rücken- und Nackenmuskeln sind weich und entspannt. Ich lasse meinen ganzen Körper schwer sein und fühle mich getragen.

Meine Aufmerksamkeit wandert ganz in meine Hände. Ich spüre die Innenflächen meiner Hände weich und wohlig warm. Meine Hände werden immer mehr von Wärme durchströmt. Wärme prickelt in den Innenflächen und die Wärme pulsiert bis in die Fingerspitzen.
»Meine Hände sind ganz warm.« (4- bis 8-mal)

Die wohlige, friedliche Wärme durchströmt meinen ganzen Körper, bis in die Füße hinab. Meine Beine und Füße sind auch ganz warm.

Im Bauchraum breitet sich ein Gefühl angenehmer Ruhe und sanfter Wärme aus. Ich fühle mich vollkommen wohl und zufrieden. Die Organe des Bauch- und Beckenraumes sind locker und gelöst. Vom Bauchraum strahlt behagliche Wärme in den ganzen Körper aus. Mein Solarplexus fühlt sich sonnig warm an.
»Mein Sonnengeflecht ist strömend warm.« (4- bis 8-mal)

Ich sinke zufrieden und wunschlos immer tiefer in meinen wohligen inneren Frieden.
»Mein Puls ist ruhig und gleichmäßig.« (4- bis 8- mal)

Mein Bauch hebt und senkt sich mit jedem Atemzug ganz leicht. Der Brustkorb ist ganz weit und frei, der Atem fließt wie ein erfrischender, sanfter Wind. Ich spüre das leichte Ein- und Ausströmen des Atems und die Bewegung des Atems in meinem Körper. Meine Atemluft fließt leicht und seidig. Das Atmen geschieht ganz von selbst in mir.

»Es atmet mich.« (4- bis 8-mal)

Mein Kopf fühlt sich schwebend leicht an.
Die Wangen- und Mundpartie ist locker, die Lippen sind leicht geschlossen.
Die Kiefermuskeln sind gelöst, so dass die Zahnreihen ein wenig geöffnet sind.
Meine Stirn ist entspannt, und meine Augenbrauen gleiten ein bisschen auseinander.
Die Augenlider sind entspannt, ebenso wie all die kleinen Muskeln rund um die Augen herum.

»Meine Augenpartie ist weich und gelöst.« (4- bis 8-mal)

In meine tiefe Ruhe lasse ich mich hineinsinken wie in ein warmes, duftendes Schaumbad.
Ich fühle mich wunderbar wohl und warm und friedlich.

Aktivierungs-Formeln
(nur für **tagsüber**, wenn Sie danach wieder fit und wach sein möchten):

»Meine Stirn ist frisch und kühl.« (4- bis 8- mal)

»Mein Kopf ist frei und klar.« (4- bis 8-mal)

Erfrischt und erholt tauche ich nun wieder in der äußeren Situation auf, atme tief durch und recke und strecke mich mit dem Gedanken:
»Ich bin wach und topfit!«

Progressive Muskelentspannung nach Jacobson in Abwandlung zum Einschlafen

Bei dieser Entspannungsmethode wird bewusstes Lockerlassen der Körpermuskulatur angestrebt, indem man die Muskeln zuerst einmal fest anspannt, also die vorhandene Anspannung noch verstärkt, um sie daraufhin umso gezielter loslassen zu können. Beim Einatmen wird jeweils angespannt, beim Ausatmen erfolgt das Lockerlassen. Bis zum nächsten Einatmen mit starkem Anspannen kann man ein paar Atemzüge lang pausieren.

Sie strecken den Rücken lang aus und legen die Wirbelsäule möglichst flach und ohne Hohlkreuz ab. Die Arme ruhen neben dem Körper.

Rechter Arm:

Beim Einatmen spanne ich meinen rechten Arm an und balle dabei die rechte Hand zur Faust – dabei hebe ich den stark angespannten Arm einige Zentimeter von der Unterlage ab.

Beim Ausatmen lasse ich den Arm ganz locker zurück auf die Unterlage sinken und entspanne Arm- und Handmuskeln. Der rechte Arm ist nun ganz locker und wohlig schwer abgelegt.

Linker Arm:

Ich spanne beim Einatmen meinen linken Arm an und balle die linke Hand zur Faust, dabei hebe ich den Arm ein wenig vom Boden ab.

Mit dem Ausatmen lasse ich ihn ganz locker und wohlig schwer auf die Unterlage zurücksinken. Auch der linke Arm ist nun entspannt abgelegt.

Rechtes Bein:

Ich spanne mein rechtes Bein beim Einatmen kräftig an, bis zu den Zehen hinunter, und hebe es dabei einige Zentimeter von der Unterlage ab.

169

Mit dem Ausatmen lasse ich das rechte Bein entspannt und wohlig schwer auf die Unterlage zurücksinken.

Linkes Bein:
Beim Einatmen spanne ich mein linkes Bein ganz fest an bis zu den Zehen und hebe es dabei ebenfalls etwas an.

Beim Ausatmen sinkt mein linkes Bein wohlig entspannt und schwer auf die Unterlage zurück.

Kopf:
Mit dem Einatmen hebe ich den Kopf leicht an und lege ihn mit dem Ausatmen wieder sanft und locker ab.

Mein ganzer Körper ist nun wohlig schwer, entspannt und locker. Ich spüre die Schwerkraft und genieße das Gefühl, mich ganz passiv von der Erde tragen zu lassen.

Körpertiefenentspannung in Kurzform

Diese Übung ist auch tagsüber gut zwischendurch und im Sitzen zu praktizieren. **Damit trainieren Sie, sich im Alltag sehr schnell und sehr tief entspannen zu können.** Diese Kurzentspannung können Sie 3 bis 5 Minuten lang machen. Sie sitzen bequem, die Augen sind geschlossen, und Sie gehen die Spannungszonen Ihres Körpers kurz und systematisch durch:

Mit tiefen Atemzügen lasse ich alle Reste von Anspannung einfach los.
Ich atme erleichtert auf. Jedes tiefe Ausatmen ist ein befreiendes AUFatmen.

Ich lasse Schultern und Nacken locker. Alle Muskeln sind gelöst. Meine Arme und Beine fühlen sich wohlig schwer an.

Die Handflächen sind ganz warm.

170

Ich spüre, wie die Wärme durch meinen Körper fließt, bis in die Fußsohlen.

Meine Bauchmuskeln sind locker und weich, mein Bauchraum und meine Beckenorgane sind entspannt und locker.

Mit jedem Atemzug hebt und senkt sich meine Bauchdecke leicht.

Mein Atem fließt ruhig und tief.

Mein Gesicht ist entspannt. Die Augen und die kleinen Muskeln um die Augen herum sind weich und locker. Auch meine Kiefermuskeln sind gelöst, die Lippen sind leicht geschlossen.

Jetzt ist nur noch mein entspanntes Wohlbefinden wichtig. Zufrieden lasse ich mich in die tiefe Ruhe hineinsinken und spüre die wohlige Wärme meines Körpers.

Ich genieße es, mich selbst wahrzunehmen.

Harmonisierung

Entspannungsmusik

Durch sanfte, leise Entspannungsmusik erzielen wir eine sehr wohltuende beruhigende Wirkung, die sich über das limbische System (das Gefühlszentrum im Gehirn) wunderbar entspannend auf das Nervensystem auswirkt. Probieren Sie diese Art von Musik einmal aus und lauschen Sie zum Einschlafen (vielleicht auch in Kombination mit anderen schlaffördernden Maßnahmen) sanften, leisen Entspannungsklängen. Im Bereich Entspannungsmusik gibt es eine große Auswahl an CDs; bestimmt finden Sie dabei etwas, das Ihrem persönlichen Geschmack entspricht.

Schlaf-CDs

Eine weitere vielversprechende Methode ist das Abspielen von sogenannten Schlaf-CDs. **Durch Delta-Klangwellen, die der Gehirnwellenfrequenz des Tiefschlafs entsprechen**, kann eine Verbesserung und Vertiefung der wichtigsten Schlafphase, nämlich des Tiefschlafs, erreicht werden. Dabei entspricht die Funktionsweise dem Resonanzprinzip. Nach diesem Prinzip sollen die digital aufgenommenen Delta-Wellen die entsprechenden Frequenzen des Gehirns verstärken, die normalerweise nur im Tiefschlaf auftreten.

In dieser wichtigsten Phase des Schlafes erzeugt das menschliche Gehirn nämlich selbst Delta-Wellen, Frequenzen im Bereich von 0,5 bis 4 Hertz. Dieser sogenannte Delta-Zustand wird ausschließlich während des Tiefschlafs oder in tiefer Meditation erreicht. Die Klangaufnahme erzeugt also diese Frequenzen, Delta-Wellen oder auch *binaurale* Wellen, die das Gehirn während der Tiefschlafphase erzeugt. Die durch die CD produzierten Delta-Wellen sollen das Gehirn zum Mitschwingen stimulieren. Damit soll die Einschlafdauer verkürzt und die Tiefschlafphase in ihrer Dauer und Intensität verbessert werden.

Schlafforscher der Universität Köln haben die CD an Probanden, die bereits mindestens ein Jahr unter Schlafstörungen litten, 7 Wochen lang getestet. Diese Stichprobe zeigte eine Verlängerung der Schlafzeit um eine halbe Stunde.

Zur Anwendung wird empfohlen, die CD mit der Delta-Frequenz mittels Repeatfunktion die ganze Nacht lang (leise, aber hörbar) abspielen zu lassen, und idealerweise sollte Ihr Kopf zwischen den Sendebereichen von zwei Stereo-Boxen liegen. Lautsprecher, die einen niederfrequenten Bassbereich bieten, wären dazu sicherlich vorteilhaft, aber laut Hersteller der *Somnia-CDs* angeblich nicht unbedingt erforderlich. Im Handel sind dazu beispielsweise die Kollektion *Somnia-CDs 1-4* erhältlich oder die (preiswertere) CD *Audio-Therapie mit Delta-Wellen* aus der »Moonlight Collection«. Um weitere solcher CDs zu finden, geben Sie bei Google einfach »Schlaf-CD« ein.

Wissenschaftliche Untersuchungen haben gezeigt, **dass eine solche klangstimulierte Verbesserung bzw. Verlängerung der Tiefschlafphasen die Speicherung von Gelerntem deutlich steigert.** Aber ganz gleich, ob Sie sanfte Entspannungsmusik oder eine Delta-Wellen-Schlaf-CD einsetzen möchten: Die akustische Untermalung ist für andere schlaffördernde Methoden sicherlich eine angenehme Verstärkung.

Einschlaf-Yoga

Die folgenden **vier einfachen Yogadehnungen** können wunderbar bequem **im Bett liegend** vor dem Einschlafen durchgeführt werden. Subtile muskuläre Verspannungen werden dadurch aufgelöst, was eine tiefe Körperentspannung bewirkt; die Übungen wirken ausgleichend auf die inneren Organe, auf Lymphfluss, Kreislauf und Durchblutung; die Atmung vertieft sich, das vegetative Nervensystem und auch die gedankliche Aktivität kommen zur Ruhe. Gestalten Sie sich die Situation erholsam und angenehm, beispielsweise mit Kerzenlicht, zartem Duft und leiser Entspannungsmusik.

BOGEN

Dehnung 1: Die Haltung wirkt ausgleichend auf die Durchblutung, und sie entspannt Beine und Beckenbereich.

Sie liegen auf der rechten Seite, winkeln Ihr linkes Bein an, so dass Sie das Fußgelenk mit der linken Hand umfassen können. Ziehen Sie die linke Ferse so nahe wie möglich an das Gesäß. Halten Sie das Bein in dieser Position circa eine Minute lang und atmen Sie tief und ruhig bis in den unteren Bauch.

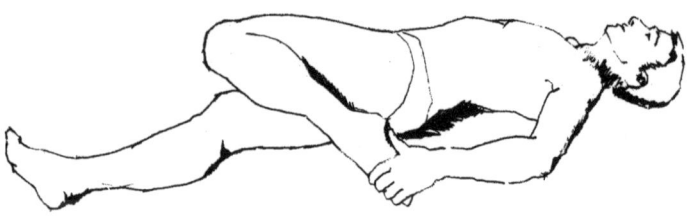

Lassen Sie den Fuß langsam los und strecken Sie das Bein langsam und behutsam wieder aus.

Drehen Sie sich auf die linke Seite und führen Sie diese Dehnung nun mit dem rechten Bein durch.

Liegen Sie entspannt auf dem Rücken und lassen Sie die Übung eine Minute nachwirken.

Dehnung 2: Die Bauchorgane – Magen, Darm und insbesondere auch das Zwerchfell und das Sonnengeflecht (Solarplexus) werden intensiv entspannt, was wunderbar den Schlaf vorbereitet.

Sie liegen auf dem Bauch. Die Arme sind angewinkelt, die Hände sind unter den Schultern abgelegt, mit den Handflächen nach unten. Langsam heben Sie den Kopf und drücken dann den Oberkörper ganz allmählich hoch. Ziehen Sie dann das Kinn hoch und legen Sie den Kopf leicht in den Nacken.

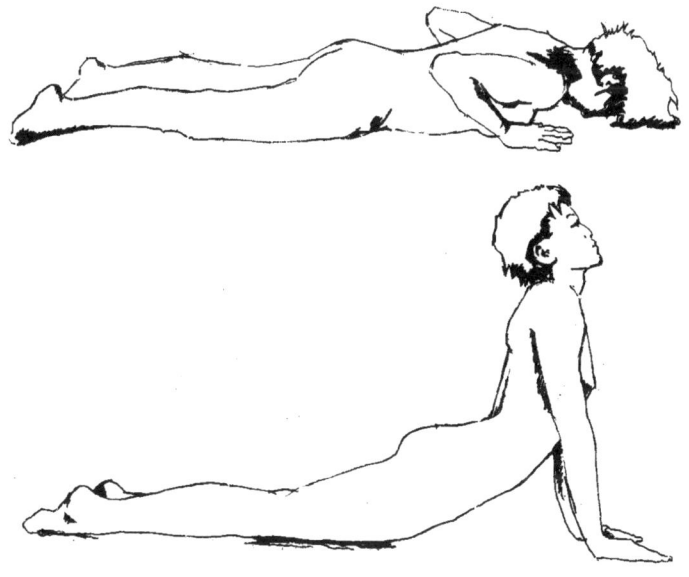

Der Hals- und Bauchbereich ist in dieser Haltung stark gedehnt; atmen Sie langsam und tief in diese Dehnung hinein, auch wenn Sie scheinbar gegen den Widerstand des straff gespannten Körpers atmen.

Halten Sie diese Position für etwa 20 bis 30 Sekunden, bevor Sie den Oberkörper und Kopf behutsam in der Ausgangsposition ablegen.

Lockerlassen und kurz pausieren.

Wiederholen Sie diese Übung zweimal.
Liegen Sie entspannt und lassen Sie die Übung eine Minute nachwirken.

BLÜTENKNOSPE

**Dehnung 3: Die Haltung entspannt die gesamte Rückenmus-
kulatur; sie wirkt lösend und harmonisierend auf Herz, Milz,
Leber, Galle, Nieren und Darm.**

Sie liegen auf dem Rücken und ziehen das linke Bein hoch.
Umschließen Sie das angewinkelte Bein mit beiden Armen und
ziehen Sie es so nahe wie möglich zum Bauch.

Wenn Sie nun langsam und sehr tief durchatmen, spüren Sie, wie
Ihre Atembewegung in die rechte Körperhälfte drückt, denn Sie
drücken ja den linken Oberschenkel leicht gegen die linke Körperhälfte. Durch diese tiefe Atmung geschieht nun eine »Massage von
innen« für Ihre rechte Körperhälfte, was die Organe stimuliert und
entspannt, also Leber, Galle, rechte Niere, rechte Hälfte Magen
und Darm.

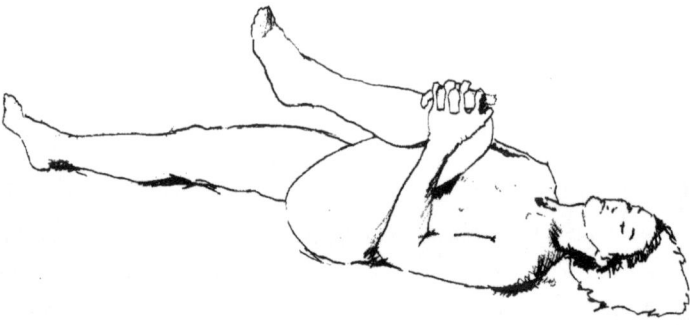

Genießen Sie diese sanfte innere Atembewegung etwa 2 Minuten
lang. Lassen Sie dann ganz langsam das angewinkelte linke Bein
los und strecken Sie es wieder aus.

Wenn Sie das Bein entspannt abgelegt haben, fühlt sich dieses Bein manchmal länger an als das andere. Dies ist ein Zeichen von tiefer Muskelentspannung.

Pausieren Sie kurz und wiederholen Sie diese Übung mit dem rechten Bein.
Atmen Sie tief in die linke Körperhälfte, was die Organe dieser Seite – also Herzbereich, Milz, linke Niere, linke Hälfte Magen und Darm – entspannt und harmonisiert.
Nachdem Sie das rechte Bein wieder ausgestreckt haben, entspannen Sie den Körper vollständig und lassen diese Entspannungsdehnung für Beine, Gesäß und Rücken noch eine Minute nachwirken.

SCHRAUBE

Dehnung 4: Diese Haltung löst tiefsitzende Verspannungen im Rücken, Nacken und in der Wirbelsäule. Auch die inneren Organe werden entspannt.

Ziehen Sie beide Beine hoch zum Bauch. Lassen Sie die beiden angewinkelten Beine so weit wie möglich auf die rechte Seite kippen; das Becken dreht mit, aber beide Schultern liegen weiterhin auf dem Untergrund auf.

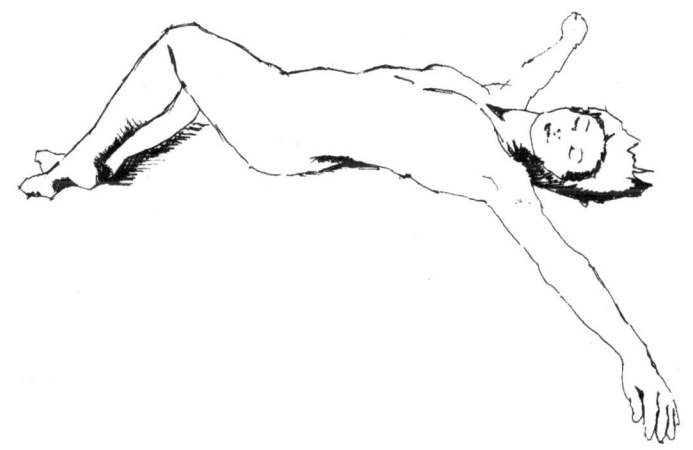

Die Arme sind seitlich ausgestreckt und abgelegt.

Der Kopf dreht sich – von den abgelegten Beinen weg –
zur linken Seite.

Spüren Sie diese dehnende Drehbewegung und atmen Sie tief bis
in den unteren Bauch hinein. Halten Sie diese Dehnung für circa
2 Minuten.
Pausieren Sie eine Minute und genießen Sie die wohltuende Auswirkung auf Rücken und Nacken. Führen Sie dann die Dreh-Deh-
nung zur anderen Seite aus.

Liegen Sie wieder in Rückenlage und genießen Sie, Ihren wohlig
entspannten Körper zu spüren.

Psychische Entspannung

Affirmationen

Bei der Technik der *Affirmation* handelt es sich um eine Methode,
sich bewusst und zielgerichtet auf ein bestimmtes erwünschtes
Ergebnis einzustimmen. Affirmationen, auch als *Autosuggestionen*
bezeichnet, werden seit den siebziger Jahren im psychologischen
Bereich eingesetzt, und ihr Anwendungsspektrum reicht von der
Raucherentwöhnung über konzentriertes Lernvermögen für Prüfungen bis hin zu sportlichen Höchstleistungen. Auch das Autogene Training arbeitet mit Affirmationen, die einen wissenschaftlich dokumentierten Erfolg bei der Selbstentspannung und der
Regulation der Körperfunktionen aufweisen können. Die simple,
doch wirkungsvolle Methode der Affirmation können wir auch
zielgerichtet bei unterschiedlichen Arten von Schlafstörungen
anwenden. Diese Therapieform setzt in unserem Kontext dort an,
wo die *Kognitive Therapie* aufhört.

178

Affirmation zum Verlernen der Schlafstörung

Zur Anwendung dieser Methode ist es hilfreich, die Ursache der Schlafstörung zu kennen, also die ursächliche Anspannung oder Verspannung, um die Affirmation gezielt auszurichten. Kommt zum Beispiel die Schlafstörung bei einer jungen Mutter vom nächtlichen Stillen ihres Babys und hat sich inzwischen verselbständigt (das Kind schläft mittlerweile durch, die Mutter nicht), kann die passende Suggestion lauten: »Alles ist in Ordnung, mein Kind ist versorgt und schläft die ganze Nacht. Auch ich darf mich friedlich in den Schlaf sinken lassen.« und: »Ich darf loslassen.« Oder: »Ich bin frei und kann mich gelöst immer tiefer in die Entspannung sinken lassen.«

Was immer bei Ihnen die Schlafstörung verursacht haben mag, **versuchen Sie, für sich *den* Satz zu finden, der Ihre Störung wieder neutralisiert**, der Ihr »Fehlprogramm« auflöst und Entwarnung gibt. Welcher Satz lässt Ihre eigene Welt wieder heil sein? Sie füttern Ihr Unterbewusstsein sozusagen mit dieser passenden Entwarnung. Formulieren Sie dabei positiv und im Präsens. Finden Sie die Affirmation, die Ihnen gut tut und mit der Sie friedlich einschlafen können.

Allgemeine Beispiele für Affirmationen zum Einschlafen wären:

Es tut gut, friedlich entspannt im Bett zu liegen.

Ich schlafe tief und friedlich bis zum Morgen.

Ich sinke friedlich in immer tiefere Ruhe.

Ich kann mich fallenlassen in die Entspannung.

Ich fühle mich wohl und zufrieden.

Ich lasse los.

Mein Körper ist wohlig warm und schwer.

Es tut gut, einfach meinen Atem zu spüren.

Wiederholen Sie die Entspannungs- und Schlafaffirmation abends beim Einschlafen so oft Sie es angenehm finden; Sie können sich mit der monotonen Wiederholung über eine halbe Stunde lang regelrecht einlullen.

Um wieder gut schlafen zu lernen, lassen Sie morgens einen weiteren Affirmationssatz in Ihren Gedanken auftauchen, der Ihrem Unterbewusstsein den Impuls gibt, dass Sie künftig wieder gut und fest schlafen werden. **Wiederholen Sie tagsüber** gelegentlich einige Male: »**Ich schlafe nachts wieder tief und friedlich wie früher. Jede Nacht schlafe ich besser.**«

Die Methode der Atem-Affirmation

Mentaler Stress und Überlastung lassen die Gedanken oft unablässig weiter kreisen und führen zu dem Gefühl, trotz aller Erschöpfung hellwach zu sein und nicht abschalten zu können. Wir fühlen uns häufig so aufgedreht, dass es schwerfällt, die Konzentration auf die Wiederholung einer Affirmation auszurichten. Kaum haben wir mit bestem Vorsatz begonnen, die ausgewählte Autosuggestion im Geist zu wiederholen, bemerken wir, dass unsere Gedanken wieder einmal abgeschweift sind und dass wir die Suggestion schon seit Minuten vergessen haben.

Dieser unaufhörlichen gedanklichen Aktivität kann man entgegenwirken, denn es gibt einen Trick, die Konzentration bei der Affirmation zu halten. Es ist ein Trick, der sowohl unsere Entspannung als auch die Wirkung der Suggestion noch verstärkt. Er beruht darauf, dass wir die **Affirmation im Atemrhythmus wiederholen.**

Dazu teilen wir unsere Affirmation in zwei Teile: Den ersten Teil denken wir beim Einatmen, den zweiten Teil beim Ausatmen.

Die Wahrnehmung des eigenen Atems stellt eine nützliche Konzentrations- und Entspannungshilfe dar, denn darüber intensiviert sich zugleich die Selbstwahrnehmung und die innere Ruhe. Die im Folgenden als *Atem-Affirmation* bezeichnete Methode hilft daher durch den monotonen Wiederholungsrhythmus und das Spüren des eigenen Atems besonders gut, sich aus dem Tagesgeschehen und von den dazugehörigen Emotionen oder Sorgen- und Stressgedanken zu lösen. Die monotone Gleichförmigkeit der Atem-Affirmation lässt uns leichter in wohligen Schlummer sinken.

Doch selbst trotz einer solchen Konzentrationshilfe geschieht es, dass Gedanken auftauchen und Sie abschweifen lassen. Kehren Sie einfach immer wieder, wenn Ihnen diese Ablenkung auffällt, zu Ihrer Affirmation und zu Ihrem Atem zurück.

Atem-Affirmationen zur mentalen Tiefenentspannung

Die folgende *Atem-Affirmation* ist gut geeignet, um sie im **Alltag** für einige Minuten zwischendurch zu praktizieren und darüber wieder einen klaren Kopf zu bekommen. Wiederholen Sie gleichförmig in Ihrem Atemrhythmus eine (oder mehrere) der folgenden Atem-Affirmationen, die Ihnen besonders angenehm erscheint.

Es kann wirkungsvoll sein, nach einer Weile zu einer weiteren Affirmation der mentalen Tiefenentspannung zu wechseln, um die **mentale Entspannung** zu vertiefen. Lenken Sie die Aufmerksamkeit auf Ihre Stirn- und Augenpartie. Spüren Sie die vielleicht noch vorhandene Anspannung der Augen- und Lidmuskeln und lassen Sie locker.

Einatmen	Ausatmen
Meine Augen	sind weich und entspannt.
Meine Stirn	ist weich und entspannt.
Meine Stirn	ist kühl und klar.
Mein Kopf	ist leicht und frei.

Schlaffördernde Atem-Affirmationen

Das Wiederholen einer schlaffördernden Affirmation im Atemrhythmus kann Sie sanft und wohltuend monoton in den Schlaf gleiten lassen, denn darüber kommen geistige Anspannung und gedankliche Aktivität immer mehr zur Ruhe. Wie beschrieben, basiert das Prinzip der Atem-Affirmation darauf, einen Affirmationssatz in zwei Teile aufzuteilen: Die erste Satzhälfte wiederholen Sie in Gedanken, während Sie einatmen, die zweite Satzhälfte, während Sie ausatmen. Bringen Sie Ihre abschweifenden Gedanken immer wieder und wieder sanft, aber beharrlich zu Ihrer Atem-Affirmation zurück – monoton, gleichförmig und einschläfernd, bis die Affirmation Sie irgendwann in den Schlaf trägt.

Finden Sie heraus, welche Atem-Affirmation auf Sie besonders entspannend und wohltuend wirkt, am besten kreieren Sie eine (oder mehrere), die für Sie besonders gut passt. Vielleicht inspirieren die folgenden Affirmationen Sie dazu, Ihre besonders passende Atem-Affirmation zu finden.

Einatmen	Ausatmen
Ich ruhe	in mir.
Friedliche	Wärme.

Ich genieße mich . . . . und sinke immer tiefer.

Ich lasse . . . . los.

Ruhe . . . . und Lockerheit.

Wärme . . . . und Ruhe.

Ich bin warm . . . . und schwer.

Ich bin . . . . schwebend leicht.

Ich atme . . . . tief und ruhig.

Wohliger Frieden . . . . durchströmt mich.

Ich bin friedlich . . . . und gelöst.

Ich bin . . . . zufrieden und ruhig.

Ich bin . . . . warm und friedlich.

Formulieren Sie selbst einmal Sätze, die für Sie angenehm stimulie-
rend klingen. Sie können auch unterschiedliche Affirmationen
während der Einschlafphase wiederholen. Die Dauer einer solchen
Atem-Affirmation ist unbegrenzt, sie kann solange praktiziert werden, bis Sie irgendwann einschlummern.

Atem-Affirmation zur intensiven Einschlaf-Entspannung

Mit Hilfe der folgenden intensiven Atem-Affirmation können Sie
gezielt Ihr zentrales Nervensystem entspannen und in immer tiefere
Ruhe sinken. Das geschieht deshalb besonders effektiv, weil Sie die
Affirmation auf ein großes Nervenzentrum, den *Solarplexus* richten. Der Solarplexus (auch *Sonnengeflecht* genannt) liegt hinter

Ihrem Magen, und von diesem Nervengeflecht strahlen Nerven-fasern in den gesamten Körpr aus. **Wenn Sie diesen Zentralbereich Ihres vegetativen Nervensystems entspannen, entspannen Sie Ihren ganzen Körper mitsamt den Organfunktionen.** Wir arbei-ten daher mit dieser Affirmation aus dem *Autogenen Training*, die gezielt den Solarplexus entspannt. Um die Entspannungswirkung zu intensivieren, visualisieren wir zusätzlich ein schönes warmes Leuchten.

Einatmen................................. Ausatmen

Mein Sonnengeflecht .... ist strömend warm.

Bitte stellen Sie sich dabei eine kleine, strahlende Sonne in Ihrem oberen Bauchraum vor, die warm und golden leuchtet und von der wohltuende Wärme in den ganzen Körper ausstrahlt!

Bildmeditationen zur emotionalen Entspannung und Harmonisierung

Die folgenden Bildmeditationen enthalten *Archetypen*. Diese von Menschen aller Kulturen verstandenen Urbilder kann Ihr Unter-bewusstsein sehr gut »lesen«, so dass es die darin enthaltene Bot-schaft der inneren Klarheit und Gelassenheit bereitwillig umsetzt. Zugunsten der heilenden Wirkung der bildhaften Symbolik haben diese Bildkompositionen Vorrang vor dem Realitätsprinzip. In Kooperation mit dem Unterbewusstsein ist es leicht möglich, emo-tionale Blockaden, Störungen, Konflikte und Neurosen loszulassen und zu heilen.

Die Sprache des Unterbewusstseins besteht aus Bildern – das ist der Grund, weshalb wir bildhaft träumen. **Wenn wir dem Unter-bewusstsein heilende und harmonisierende Bilder anbieten, wird es Heilung und Wohlbefinden liefern.**

Gleichzeitig wird der Stoffwechsel des Gehirns durch die harmonisierenden Visualisierungen stimuliert, mehr »Wohlfühlstoffe« – vor allem *Serotonin* – zu produzieren. Deshalb ist es so außerordentlich heilend und regenerierend, Bildmeditationen zu visualisieren, gerade auch im Anschluss an eine Entspannungsübung.

Es ist hilfreich, wenn Sie die von Ihnen bevorzugte Entspannungsmethode und Ihre Lieblings-Visualisierungen bzw. Traumreisen auf Band/CD aufnehmen und diese zum Einschlafen und während der Wachphasen in der Nacht abspielen, das kann beliebig oft wiederholt werden. Wenn Sie sich eine Bildmeditation auf Band aufnehmen, sprechen Sie bitte langsam und mit langen Pausen zwischen den Bildimpulsen. Eine Bildmeditation kann 10 bis 30 Minuten dauern, je nach Ihrer Vorliebe.

Hier finden Sie zunächst **allgemeine** Bildmeditationen, die Sie, wenn Sie Ihnen dafür geeignet erscheinen, nachts, aber vor allem auch gut **tagsüber** zur Entspannung und Harmonisierung einsetzen können. Lassen Sie in Ihrer Vorstellung einfach Bilder auftauchen wie in einem Tagtraum:

AM FLUSS

In meiner Vorstellung lasse ich Bilder auftauchen wie in einem Tagtraum.

In meiner Phantasie wandere ich über eine saftig grüne Wiese zu meinem Lieblingsplatz am Fluss. Weich spüre ich das Gras unter meinen Füßen, und ich genieße den frischen Duft der Natur.

Die Sonne scheint warm und ein erfrischender Wind weht durch mein Haar.

Von weitem sehe ich schon den Fluss im Sonnenlicht schimmern.

Am Ufer angekommen, hebe ich ein paar Kieselsteine auf und werfe sie in den klaren Fluss. Mit einem Glucksen spritzt jedes Mal eine kleine Wasserfontäne auf. Ich versuche, flache Kieselsteine mit mehreren Sprüngen über das Wasser hüpfen zu lassen.

Schließlich lasse ich mich am Ufer nieder. Ein leises, murmelndes Plätschern ist zu hören und ich betrachte die kleinen, glitzernden Wellen.

Die fließende Klarheit des Flusses erfrischt mich.

Wie immer, wenn ich hier bin, wirkt der Fluss beruhigend auf mich. Endlich finde ich Zeit für mich selbst.

.... (Pause)

Hier spiele ich ein Gedankenspiel, das gut zu diesem Ort passt. Ich stelle mir vor, dass ich all meine unangenehmen Gefühle, also Ärger und Wut, Traurigkeit, Verletztheit und vor allem natürlich Angst, in unterschiedliche Holzkisten packe.

... (Pause)

Diese gefüllten Kisten werfe ich schwungvoll in den Fluss. Zufrieden schaue ich zu, wie die Strömung sie mitnimmt und sie für immer fortspült, im Fluss ohne Wiederkehr. Sie verschwinden auf Nimmerwiedersehen.

Ich spüre in mich hinein, ob es noch weiteren Gefühlsballast gibt, den ich loswerden möchte. Sind noch Reste vorhanden? Mag ich noch mehr Kisten vollpacken?

... (Pause)

Ich fühle mich erleichtert. Ich atme auf. Mein Atem fließt tiefer und freier. Ich habe das Gefühl, als könnte ich das weite Blau des Himmels in meinen Brustkorb einatmen.

Befreit betrachte ich das schimmernde Fließen. Das Wasser ist so klar, dass ich bis auf den Grund schauen kann, wo die goldenen Lichtreflexe der Sonne über die dicken Flusskiesel tanzen.

Über mir erstreckt sich der Himmel in weitem Blau und hin und wieder zieht ein kleines weißes Wölkchen über diese Weite. Doch schon bald zerfasert das weiße Wölkchen im klaren Blau des Himmels und löst sich im warmen Sonnenschein mehr und mehr auf.

Ich fühle mich warm und friedlich. Ich genieße einfach, mich selbst zu spüren.

Wenn ich hier am Fluss sitze, fühle ich mich nach einer Weile so still und gelassen wie ein Buddha, der am Fluss meditiert und in tiefer Gelassenheit das Strömen des Flusses betrachtet.

Genauso friedlich lasse ich alles fließen und ruhe in mir selbst – stark und klar.

Mit tiefer Ruhe und Gelassenheit genieße ich es, mich selbst zu spüren.

WASSERFALL

In meiner Vorstellung lasse ich Bilder auftauchen wie in einem Tagtraum.

Ich träume entspannt vor mich hin und stelle mir vor, an einem frühen Morgen durch eine Gebirgslandschaft zu wandern. Jeder Atemzug in der frischen, klaren Bergluft wirkt belebend und befreiend.

Die Sonne scheint warm und lässt die Gräser und Blüten der Bergwiese aufleuchten. Vor mir ragen einige hohe Felsen empor, und ich höre eine Quelle plätschern.

Mit festen Schritten wandere ich auf die Gebirgsquelle zu und klettere zwischen einigen Felsbrocken hindurch.

Das Plätschern und Glucksen wird immer lauter, bis ich mit einem Mal vor einem Wasserfall stehe, der in ein Felsenbecken hinabstürzt.

Das klare Wasser schimmert in der Morgensonne und die aufspritzende Gischt scheint aus tausend funkelnden Diamanten zu bestehen.

Zwischen den Felsen wachsen Farne und Gräser, auf denen die Tropfen der Gischt glitzern. Einige Felsen sind mit samtig grünen Moospolstern überzogen.

Ein feiner Wasserschleier sprüht durch die Luft und benetzt mein Gesicht erfrischend kühl. Ich werde durchweht von der Frische und Klarheit, die von dem Wasserfall ausgehen.

Auf einem Felsblock sitzend betrachte ich das klare Strömen. Innerlich fühle ich mich dabei so frei und klar, als habe der Wasserfall alles Bedrängende hinweggespült.

Ich spüre die Frische des Wasserschleiers im Gesicht, und die kühlen, klaren Tropfen, die in meinen Wimpern und Augenbrauen funkeln.

Ich fühle mich befreit und gereinigt.
Mein Geist ist frisch und hellwach.

Mit klarem, kühlem Kopf komme ich nun innerlich wieder ganz hier in dieser Situation an. Gelassen und freundlich gehe ich wieder in meinen Alltag.

BAD IM WASSERFALL

In meiner Vorstellung lasse ich Traumbilder auftauchen.

In meinem Tagtraum stelle ich mir einen sonnigen, heißen Tag vor, und ich wandere bereits seit Stunden mit einem Rucksack auf den

Schultern durch den dichten, tropisch grünen Bergwald. Erhitzt halte ich inne und lausche den Vogelrufen, die durch den Dschungel hallen.

Durch einen Spalt im dichten Grün erblicke ich schimmernde, goldfarbene Steinstufen. Ich gelange zur Ruine eines alten Inkatempels und betrachte ihn eingehend.

Neben diesem uralten Tempel rauscht ein Wasserfall. Ich klettere über einige grün überwucherte Felsblöcke und zwänge mich zwischen Lianen und Büschen hindurch.

Vor mir eröffnet sich eine Oase der Frische. Wie ein leuchtender, kristallklarer Vorhang fließt das Wasser über einen breiten Felsen hinab in ein Becken aus Stein, das der Wasserfall im Lauf der Zeit ausgewaschen hat.

Zwischen den Felsen wachsen leuchtende Grünpflanzen mit riesigen Blättern und breite Gräser, auf denen die Tropfen der Gischt funkeln.

Manche der Felsen sind mit samtgrünen Moospolstern überzogen, und der Wasserfall ist umrahmt von Palmen, Lianen, sonnendurchstrahltem Blattgrün und schimmernden exotischen Blüten.

Aufatmend lasse ich den Rucksack von den Schultern gleiten und strecke mich.

Erfrischende Kühle geht von dem kristallklaren Wasserfall aus. Durstig und erhitzt von der Wanderung schöpfe ich mit beiden Händen Wasser, um einige Schlucke zu trinken.

Das Wasser schmeckt herrlich frisch und ich bekomme gar nicht genug davon.

Ich bekomme Lust, in dem Wasserfall zu baden.
Ich streife die Kleidung ab und stelle mich unter den kühlen, fließenden, glitzernden Wasservorhang.

Wunderbare Frische flutet über meine verschwitzte Haut und spült die Erschöpfung einfach ab. Ich stehe in dem klaren, sonnendurchstrahlten Quellwasser und strecke mich mit ausgebreiteten Armen nach oben. Die Sonne lässt die aufspritzenden Tropfen wie Diamanten blitzen.

Kühl und schimmernd strömt das Wasser über meinen Kopf und durchspült mein Haar. Ich genieße, wie erfrischend und klar das Wasser über mein Gesicht fließt.

Und ich spüre, wie das Wasser sprudelnd und weiß schäumend über meinen Körper flutet.

Der Wasserfall überflutet und reinigt mich.

Vollkommen erfrischt und rein komme ich aus dem Wasser, das glitzernd von meiner Haut abperlt.

Ich ziehe mein flauschiges weißes Badetuch aus dem Rucksack, hülle mich hinein und setze mich auf einen Felsen. Die Sonne durchwärmt mich.

Bald bin ich wieder trocken und wohlig warm.

Nur mein Haar ist noch feucht und kühl, und auch in meinen Wimpern und Augenbrauen hängen noch funkelnde Wassertropfen.

Das glitzernde, fließende Wasser und sein gleichmäßiges Rauschen geben mir ein Gefühl innerer Klarheit und Wachheit.

Ich fühle mich richtig wohl in mir.
Friedlich und warm ruhe ich in mir selbst.

BERGSEE MIT SEEROSEN

In meiner Fantasie tauchen Traumbilder auf.

Ich stelle mir vor, in der ersten Morgendämmerung an einem Bergsee zu sitzen. Die Bergluft ist wunderbar frisch und klar, und ich atme tief durch.

In der Stille des Morgens erklingen erste Vogelstimmen, und die Morgenröte lässt den Himmel rosa schimmern.

Zart und duftig schwimmen weiße Seerosen auf dem kleinen See und werden sanft von den Wellen gewiegt.

Der Bergsee liegt wie ein klares Juwel eingebettet in saftig grüne Bergwiesen. Dahinter ragen schneebedeckte Berggipfel hoch hinauf in die Morgendämmerung.

Der weite rosarote Himmel spiegelt sich in dem klaren See und taucht die Landschaft in ein warmes Leuchten. Über den Bergen glüht der Himmel in Orange auf.

Jetzt blitzt der erste Sonnenstrahl über die Gipfel.
Langsam und majestätisch erhebt sich die Sonne über den Bergen und lässt ihre goldenen Strahlen auf dem See funkeln.

Weit öffnen die duftigen Seerosen ihre durchscheinenden Blütenblätter, um sich vom Sonnenlicht durchfluten zu lassen. Leuchtend schwimmen sie auf dem Bergsee.

Mit tiefen Atemzügen nehme ich die Reinheit der sonnendurchstrahlten Morgenluft in mich auf und fühle mich wunderbar frei und klar.

Die Morgensonne lässt die Bergwiese goldgrün aufleuchten, und auf den Grashalmen glitzern Tautropfen. Jubilierendes Vogelgezwitscher erklingt.

Ich lasse mich von dieser Freude anstecken.

Ich fühle mich wohl und zufrieden und genieße es, mich selbst zu spüren.

BOOTSFAHRT INS SONNIGE LICHT

Verträumt lasse ich in meiner Phantasie Bilder auftauchen ...

Es ist eine warme, sternenklare Sommernacht, und ich befinde mich in einem kleinen Boot auf einem Bergsee. Es ist innen weich und samtig gepolstert, so dass ich mich bequem hineinlegen kann. Die Ruder des Bootes liegen seitlich neben mir im Boot, so dass ich jederzeit die Steuerung übernehmen kann, wenn ich das möchte.

Bequem ruhe ich auf dem weichen, samtig gepolsterten Boden des Bootes und treibe auf den vom Mondlicht glitzernden Wellen.

Ein Blick in den nächtlichen Himmel hinauf eröffnet mir eine unermessliche, sternendurchfunkelte Höhe und Weite.

Fasziniert betrachte ich die unzähligen Sterne, die im tiefen Blau des Kosmos schimmern.

Nur das leise Plätschern eines Wasserfalls ist zu hören.

Sanftes Mondlicht erhellt die Berglandschaft und spiegelt sich auf dem schimmernden See.

Der See mündet in einen kleinen Fluss, dem mein Boot nun entgegentreibt.

Langsam gleitet mein Boot über die silbrigen Wellen, und allmählich treibe ich auf den Fluss hinaus.

Ich vertraue mich dem breiten Strom an, der gemächlich dahinfließt.

Nach einer Weile beginnt der Horizont heller zu schimmern.

Nun lässt die erste Morgendämmerung den Himmel zart aufleuchten, und ich genieße das Gefühl der Stille und Frische.

Auf dem Strom treibe ich der Morgenröte entgegen, vorbei an einer Wiesenlandschaft, die im Morgenrot aufzuleuchten beginnt.

Ich erblicke duftig grüne Apfelbäume und einzelne Kühe auf den Wiesen.

Vereinzelte fröhliche Vogelrufe erklingen in der Klarheit dieses frühen Morgens, und die gesamte Natur scheint ehrfürchtig auf den Sonnenaufgang zu warten.

Der Fluss glüht rosarot auf.

Der erste, blendend helle Sonnenstrahl blitzt über den Horizont. Von jubilierendem Vogelzwitschern begleitet, erhebt sich die goldene Morgensonne langsam und majestätisch.

Allmählich verbreitert sich der Strom und öffnet seine Ufer der ruhigen Weite des Meeres, auf das ich mich nun hinaustreiben lasse.

Ich genieße die ersten Sonnenstrahlen.
Funkelnd spiegelt sich die Morgensonne auf den Meereswellen und bildet eine Straße aus gleißendem Licht, auf der ich der Sonne entgegengleite.

Mit einem tiefen Atemzug nehme ich das warme, goldene Leuchten in mich auf; ich bade im Licht und lasse mich bis ins Innerste davon durchstrahlen.

Mein Herz fühlt sich weit und frei an.

Ich verschmelze mit dem herrlichen, goldenen Sonnenlicht und fühle mich darin vollkommen wohl und glücklich.

Das sonnige Licht wärmt mich durch und durch.

Ich ruhe geborgen und zufrieden in mir selbst.

Einschlafmeditationen

Die Einschlafmeditationen und -visualisierungen bereiten Sie darauf vor, friedlich und harmonisch in den Schlaf zu sinken.

Die Bildsymbole dieser Übungen harmonisieren die Emotionen *und* den gedanklichen Bereich, so dass eine ganzheitliche Tiefentspannung erzielt wird.

Genießen Sie die Einschlafmeditationen im Bett liegend. Am besten nehmen Sie sich die eine oder andere Einschlafmeditation selbst (leise, langsam und mit Pausen gesprochen) auf. Die Dauer der einzelnen Meditationen beträgt ungefähr 20–30 Minuten. Diese spielen Sie dann in Ihrer Einschlaf- oder während der nächtlichen Wachphase ab, das darf auch mehrmals hintereinander sein. Der Gewöhnungseffekt, der durch häufiges Wiederholen entsteht, ist förderlich und erwünscht. Auch wenn Sie dann nicht mehr bewusst hinhören, nimmt Ihr Unterbewusstsein die positive und heilsame Stimulation auf.

Die Einschlafmeditationen schenken Ihnen zum einen gedanklichen und emotionalen Frieden, und Sie können leichter einschlafen. Zum anderen setzt Ihr Unterbewusstsein, durch die Bildsymbole stimuliert, eine kontinuierliche Heilungswirkung frei, welche Sie insgesamt zunehmend ausgeglichener und gelassener macht.

Bei der Anwendung dieser sanften Methode brauchen Sie unter Umständen ein bisschen Geduld. Lassen Sie Ihrem Unterbewusstsein bitte 2 bis 3 Monate Zeit, um die volle Heilungswirkung zu entfalten.

Es vertieft Ihre Entspannung, während einer solchen Bildmeditation sanfte, leise Entspannungsmusik abzuspielen.

In meiner Vorstellung lasse ich Traumbilder auftauchen.

Ich lasse mich ganz wohlig immer tiefer in die Entspannung hineinsinken. Deutlich spüre ich das Eigengewicht meines Körpers und lasse mich ganz passiv von der Erde tragen. Noch tiefer sinke ich in die wohlige Ruhe.

Das wohltuende Gefühl der Gelassenheit und des Friedens erfüllt mich. Ich fühle mich rundum wohl; ich bin in Frieden mit mir selbst und mit meiner gesamten Situation.

Erleichtert atme ich auf und fühle mich leicht und frei. Mein ganzes Wesen ist von Frieden erfüllt, jede Zelle, jede Faser meines Seins.

Ich atme Frieden und jeder Atemzug fließt leicht und seidig.

Ich fühle mich umhüllt von Frieden wie von einem zarten, balsamartigen Duft, der mich hell und weich umgibt.

Wie im Tagtraum sehe ich eine kleine, weiße, duftige Feder, die im sanften Wind fliegt.

Ich beobachte, wie der Wind die Feder über eine Wiese trägt, über Gräser und Wiesenblüten.

Immer weiter gleitet die duftige, weiße Feder. Sie fliegt über einen klaren Bach hinweg ...

vorbei an Büschen und knorrigen, alten Bäumen ...

... über hügelige Wiesen ...

Schließlich bleibt die Feder in den grünen Blättern einer Baumkrone hängen.

Mit einem Mal trägt ein Windstoß sie hoch hinauf.

Leuchtend weiß wirbelt sie in den klaren, blauen Himmel empor und schwebt immer höher.

Immer kleiner wird das Federchen ... entschwebt in luftige Höhen ...

Immer noch sehe ich die kleine Feder, als weißen Lichtpunkt im leuchtenden Blau ...

Sie entfernt sich und wird immer kleiner, bis sie sich schließlich im Himmelsblau auflöst.

Ich fühle mich ruhig und klar. Geborgen ruhe ich in mir selbst, umhüllt von wohligem Frieden.

Ich fühle mich duftend und warm.

UNTER EINEM ALTEN BAUM AUF DER SOMMERWIESE

In meiner Vorstellung lasse ich Traumbilder auftauchen.
Ich entspanne mich ganz tief und lasse meine Phantasie spielen.

Es ist ein wunderschöner, warmer Sommertag, und ich liege auf einer weichen Decke im saftigen Gras unter einem kraftvollen, hohen Baum.

Duftender, sanfter Sommerwind streicht über mein Gesicht, und ich rieche die Wiesenblüten und Gräser.

Mein Blick schweift über den klaren, leuchtend blauen Himmel und jeder Atemzug wirkt erfrischend und befreiend.

Ganz passiv lasse ich mich von der Erde tragen und fühle mich unter dem Baum beschützt und geborgen.

196

Der Baum scheint mich mit seiner Naturkraft zu durchströmen.

Die Wärme der Sonne durchstrahlt meinen Körper sehr angenehm.

Vollkommene Zufriedenheit und tiefe Ruhe erfüllen mich.

Mein Kopf liegt frisch und kühl im Schatten des Baumes.

Ich schaue hinauf in die Blätter der Baumkrone, die von der Sonne durchflutet sind und grün aufleuchten.

Leise rauscht der Sommerwind durch die Blätter und lässt die Sonne zwischen den Blättern hindurchblitzen.

Ich genieße die tiefe innere Ruhe und fühle mich dabei zufrieden und gelöst.

WALDLICHTUNG

In meiner Vorstellung lasse ich Bilder wie im Tagtraum auftauchen ...

An einem sonnigen, warmen Maimorgen gehe ich durch den Wald spazieren.

Ich habe alle alltäglichen Dinge hinter mir gelassen und wandere unbeschwert durch das frische Maigrün.

Mit jedem Atemzug nehme ich den frischen Duft des Waldes in mich auf – den harzigen Geruch der Fichten und Tannen, des feuchten Waldbodens, den Duft von Moos und Gräsern. Genussvoll atme ich die reine, klare Waldluft ein.

Ich betrachte weiche, samtige Moospolster auf der Rinde eines liegenden Baumstumpfes. Das tiefe Grün scheint von innen heraus zu leuchten.

Daneben breiten sich ausladende hellgrüne Farnwedel aus und zartgrüner Klee, auf dessen Blättchen noch Tautropfen aufleuchten.

Fröhliches Vogelgezwitscher erklingt, und ich sehe die Sonne zwischen den hohen, dunkelgrünen Tannen mit langen goldenen Strahlen hindurchscheinen.

Leichtfüßig wandere ich zwischen den hohen Tannen hindurch und spüre den weichen Waldboden mit Tannenzapfen, Nadeln und Blättern unter den Füßen.

Vor mir eröffnet sich eine versteckte Waldlichtung mit einem kleinen schilfumrahmten Teich.

Sonnenstrahlen lassen den Teich aufleuchten. Das klare Wasser schimmert tiefgrün, und auf den glitzernden kleinen Wellen schaukeln rosa Seerosen auf ihren grünen Blättern.

Dieser stille verborgene Ort ist von Klarheit und Frieden erfüllt, und ich lasse mich am moosbewachsenen Rand des Teiches neben dem Schilfrohr nieder.

Das Schilf wiegt sich im sanften Wind und die Sonne funkelt auf den Wellen.

Ich strecke mich auf einem weichen, von der Sonne durchwärmten Moospolster behaglich aus und spüre die Sonnenwärme auf meinem Körper. Mein Körper ist wohlig schwer und wird von der Erde getragen.

Mein Körper trinkt die Morgensonne mit jeder Zelle.

Ich spüre die Wärme in meinen Händen kribbeln und auch meine Fußsohlen sind ganz warm.
Die Sonne scheint wohlig warm auf meinen Bauch ...
Die Sonnenwärme erfüllt meinen Bauch und meinen Brustraum mit sonniger Wärme.

Ich fühle mich geborgen im sonnig leuchtenden Grün der Natur, das mich schützend umgibt. Zufrieden ruhe ich mich aus.

Ruhe erfüllt mein ganzes Wesen. Ich lasse völlig los.
Ich ruhe wohlig in mir selbst.

MEERESSTRAND

In meiner Phantasie taucht ein bildhafter Traum auf.

Ich stelle mir vor, an einem sonnigen Meeresstrand unter Palmen zu liegen.

Mein Körper liegt wohlig schwer auf dem warmen, hellen Sand und sinkt ein wenig ein.

Mein Kopf ruht angenehm kühl im Schatten der Palmen.

Das Meeresrauschen ist so gleichmäßig wie mein Atem.

Ich fühle mich ruhig, zufrieden und gelöst.

Versonnen betrachte ich den klaren blauen Himmel, über den eine große weiße Wolke treibt.

Der Wind verändert ganz allmählich ihre Form und zerfranst sie. Einzelne Formationen lösen sich im Himmelsblau auf.

Wie ein kleiner Wattebausch gleitet die Wolke weiter über den weiten Himmel, weich und leicht.

Nun spüre ich die angenehme Wärme der Sonne, die den Körper wohlig warm durchstrahlt.

Beide Arme sind ganz warm, auch die Hände sind warm bis in die Fingerspitzen.

Die Beine sind warm durchströmt, bis hinunter in die Füße. Auch die Fußsohlen und Zehen sind wohlig warm.

Die Sonnenstrahlen durchwärmen den Bauch- und Beckenraum, der gesamte Bereich ist sonnig warm und gelöst.

Auch der Brustkorb ist von sanfter Sonnenwärme durchflutet.

Ich atme frei und gelöst.

Mein Kopf ruht in der erfrischenden Kühle des Palmenschattens und ich fühle mich wohl.

Ich genieße das Gefühl sonniger Wärme und erhole mich.

VOGELFLUG

In meiner Vorstellung lasse ich Traumbilder auftauchen.

Ich sitze auf einer Bergwiese in der Abendsonne.

Von hier aus überblicke ich die ganze Weite der Landschaft und das Panorama der Berggipfel.

Ich atme tief durch und fühle mich gelöst und frei.

Sanfter Wind weht durch mein Haar, und ich betrachte die Bergwiese, auf der ich sitze.

Die warme Abendsonne lässt das Gras golden aufleuchten. Ich betrachte die vielen bunten Wiesenblumen, die sich leicht im Wind wiegen.

Ich bin entspannt und fühle mich wunschlos glücklich.

Ganz in meiner Nähe lässt sich ein kleiner, brauner Vogel auf einem Felsbrocken nieder.

Still beobachte ich, wie er einige Male hin und her trippelt und seine Umgebung aufmerksam mustert.
Seine kleinen, dunklen Augen glänzen. Eine Weile verharrt er ganz ruhig.

Mit einem Mal breitet er seine Flügel aus und schwingt sich mit ein paar schnellen Flügelschlägen empor.

Ich folge ihm mit meinem Blick. Hoch über mir segelt er durch die Lüfte und gleitet mit weit gespreizten Flügeln über die Täler hinweg.

Meine Augen folgen ihm über den klaren Abendhimmel bis hin zum leuchtenden Abendrot. Er gleitet der warmen Sonne entgegen.

Immer noch vermag ich ihn zu sehen, als kleiner Punkt fliegt er der Abendsonne entgegen.

Jetzt scheint er sich im rotgoldenen Sonnenlicht aufzulösen.

Mit einem tiefen Atemzug lasse ich mich durch und durch vom sanften, goldenen Sonnenschein durchstrahlen.

Ich genieße mein Gefühl der Wärme und des Friedens.

FELS IN DER BRANDUNG

In meiner Vorstellung lasse ich Bilder wie in einem Tagtraum auftauchen.

Ich wandere an einer Felsküste entlang.

Zu meiner Linken erstreckt sich der tiefblaue, wogende Ozean.

Während ich über die Felsen der Küste klettere, weht mir der frische Wind die Haare aus dem Gesicht.

Die Brandung bricht sich tosend an den Klippen, und ich sehe schaumige Gischt aufspritzen.

Es riecht salzig. Tief atme ich die erfrischende, klare Seeluft ein.

Vor mir taucht ein gewaltiger Felsblock auf, der weit ins Meer hineinragt. Fest und kraftvoll erhebt er sich über die weiß schäumende Brandung, die sich an ihm bricht.

Ich klettere auf diesen massiven Felsen und lasse mich oben auf seinem Gipfelplateau nieder, umgeben vom wogenden Meer.

Ruhig und unerschütterlich fest ragt der hohe Fels aus dem Wasser empor.

Eine Weile betrachte ich, wie sich die Wellen unter mir am Felsen brechen, und dabei merke ich, wie ich innerlich mit diesem großen, mächtigen Felsen verschmelze.

Ich fühle mich eins mit seiner unerschütterlichen Kraft und Ruhe.

Ich spüre, wie tief er in die Erde hinabragt, fest mit ihr verbunden. Eins mit diesem Felsen erhebe ich mich kraftvoll über die wogenden Meereswellen.

Ich selbst bin zu diesem unerschütterlich festen, starken Fels in der Brandung geworden.

Mit tiefer Ruhe und Gelassenheit lasse ich den Blick über die Weite des Meeres und des Himmels schweifen.

Ich nehme meine innere Stille und Kraft wahr.

Ich genieße es, mich selbst zu spüren, und ruhe wohlig warm und geborgen in mir.

SCHMETTERLING

In meiner Vorstellung lasse ich Traumbilder auftauchen.

Es ist ein warmer Spätnachmittag im Sommer, und ich habe mich unter einer großen alten Fiche auf einem Wiesenhügel niedergelassen.

An diesem friedlichen Platz bin ich völlig ungestört und fühle mich frei und gelöst.

Die Sonne scheint und mein Blick schweift über Wiesen, die von bunten Blüten übersät sind.

Warmer, duftender Sommerwind streicht über mein Gesicht und weht durch mein Haar.

Voller Muße betrachte ich die Schönheit der Natur, die mich umgibt.

In meiner Nähe wächst ein kleiner, dichter Busch, und ich bemerke einige helle Kokons auf seinen Blättern.

Einer dieser Kokons bewegt sich ein wenig. Es scheint ein Schmetterlingskokon zu sein.

Der dichte Kokon platzt ein Stückchen auf.
Im Inneren dieses Kokons scheint etwas um seine Befreiung zu kämpfen.

Allmählich öffnet sich der Spalt immer weiter. Nach einer Weile angestrengter Bemühung gelingt es dem Lebewesen in dem Kokon, sich seinem Gefängnis zu entwinden und auf das Blatt zu kriechen.

Ruhig verharrt es in der warmen Sonne und scheint sich von der Anstrengung zu erholen.

Mit einem Mal bewegt es die eng anliegenden, unscheinbaren Flügel.

Ein Tagpfauenauge entfaltet sich und breitet seine leuchtenden Flügel aus. Es lässt sie in der Sonne trocknen und wärmen.

Einige Male klappt es seine Flügel auf und zu, und schon erhebt es sich in die Lüfte, um die Wiese zu erkunden.

Die Abendsonne lässt die Wiese aufleuchten, und in ihrem Schein tanzt der Schmetterling schimmernd zwischen den Wiesenblumen.

Er flattert über leuchtend rote Mohnblumen, weiter zu Margeriten, zwischen hohen Gräsern hindurch zum Löwenzahn und über rosarote Kleeblüten hin zu einer tiefblauen Kornblume.

Er tanzt weiter, als genieße er voller Freude das Abenteuer seines ersten Fluges.

Mein Blick folgt ihm noch eine Weile auf seinem Erkundungsflug, und ich nehme die sonnige, friedliche Abendstimmung wahr.

Ich fühle mich warm und zufrieden.

SÜDSEE

In meiner Phantasie lasse ich nun spielerisch und verträumt Bilder auftauchen.

Ich gehe über den weißen Sand eines Südseestrands und bin unterwegs zu meiner Lieblingspalme.

Es ist ein warmer Morgen, und ich fühle die sanfte Sonnenwärme auf der Haut.

Ein leichter, erfrischender Wind weht durch mein Haar.

Leise plätschert die Brandung, und ich beobachte, wie die Südsee-wellen schimmernde Lichtreflexe auf dem weißen Meeresboden tanzen lassen.

Das klare Wasser leuchtet türkisgrün und hebt sich vom strahlen-den, tiefblauen Himmel ab.

Große und kleine Palmen säumen den Strand.

Dazwischen wachsen leuchtend grüne Büsche und tropische Pflan-zen mit roten und rosafarbenen Blüten. Ein wundervoller exotischer Duft umfängt mich. Genussvoll atme ich diesen Duft ein.

Ich wandere zur sanft plätschernden Brandung hinunter und lasse die Füße vom klaren Meerwasser umspülen.

Von der Sonne durchwärmt, nehme ich ein Bad. Herrlich erfri-schend umgibt mich das leuchtende Wasser, und ich tauche ganz darin ein.

Wenn ich unter Wasser die Augen öffne, sehe ich die hellen Licht-reflexe am Meeresboden und um mich herum das klare, türkis leuchtende Wasser.

Immer wieder tauche ich unter und atme sprudelnde glitzernde Luftbläschen aus, die an meinem Körper entlang prickeln und nach oben steigen. Über mir bricht sich das Sonnenlicht funkelnd auf den Wellen.

Auf dem Meeresboden entdecke ich eine große, rosa schimmern-de Muschel und tauche danach.

Mit der Muschel schwimme ich ans Ufer und gehe wieder an Land, geradewegs auf meine Lieblingspalme zu.

Erfrischt und gereinigt lasse ich mich unter der Palme nieder und betrachte die wunderschöne Muschel. Ich halte sie ans Ohr und lausche dem leisen Brausen darin.

Die Sonne durchwärmt mich und ich genieße die Schönheit der Südsee, die mich umgibt.

Das Gefühl sonniger Wärme erfüllt mich, und ich bin wunschlos glücklich.

WANDERUNG ZUM BERGSEE

Schöne Traumbilder steigen in meinem Geist auf.

Ich bin mit einem Rucksack auf dem Rücken unterwegs zu einem Bergsee, der auf einem waldigen Hochplateau liegt.

Der staubige Weg schlängelt sich zwischen Büschen und Sträuchern den Berg hinauf, und ich rieche den würzigen Duft von Thymian und anderen Kräutern. Grillen zirpen.

Die warme Nachmittagssonne und der lange Fußmarsch haben mich erhitzt. Ich bin durstig und der Rucksack drückt auf meinen Schultern.

Doch ich will den See noch vor Sonnenuntergang erreichen, um von dort aus die Landschaft zu überblicken. So wandere ich mit entschlossenen Schritten weiter bergan.

Es ist bereits spät am Nachmittag, als ich endlich auf dem Hochplateau ankomme.

Aufatmend lasse ich den schweren Rucksack von den Schultern gleiten. Mit einigen geübten Handgriffen entfalte ich mein kleines Zelt zwischen zwei Zypressen und breite meinen gemütlichen Schlafsack schon einmal aus.

Ich genieße es, endlich angekommen zu sein.

Durstig leere ich meine Trinkflasche und fülle sie mit dem klaren Wasser des Sees auf.

Die Schönheit dieser unberührten Landschaft belohnt mich für alle Strapazen der Wanderung.

Aufatmend betrachte ich den glitzernden, von leuchtend grünen Pflanzen und Zypressen eingerahmten See, der still und klar vor mir liegt.

Friedlich und schön erhebt sich der kristallklare Bergsee über die weite, sonnige Landschaft und scheint mit dem Himmel zu verschmelzen, dessen helles Blau er widerspiegelt.

Ich lasse mich am Ufer nieder und spüre den sanften Wind, der über mein Gesicht streicht. Golden leuchtend sinkt die Sonne dem See entgegen.

Es ist später Nachmittag und die Sonne scheint genau über dem See zu stehen. Sie lässt ihn aufleuchten wie flüssiges Gold.

Ich streife meine Kleidung ab, um ein Bad zu nehmen.

Immer noch erhitzt vom Aufstieg gleite ich in das erfrischende Wasser. Es kommt mir vor, als würde ich in flüssiges Licht eintauchen.

Seidig umfließt das Wasser meinen Körper und schimmert wie pures Gold.

Mein Herz öffnet sich und ich fühle mich glücklich und frei.

Freudig tauche ich immer wieder ganz ein und lasse mich von dem goldfunkelnden Wasser umspülen.

Die Sonne scheint den See zu berühren und ihn aufglühen zu lassen.

Ich genieße die Frische des leuchtenden Wassers und schwimme und tauche darin.

Ich trinke einige Schlucke, die frisch und klar schmecken.

Mit den letzten Sonnenstrahlen verlasse ich den See wieder und fühle mich wunderbar erfrischt und gereinigt.

Am Ufer habe ich mein flauschiges, weißes Badetuch bereitgelegt, in das ich mich nun hülle.

Die Abendsonne glüht auf und der See spiegelt das Rosagold des Abendhimmels wider.

Ich fühle mich federleicht und bis ins Innerste gereinigt.

Mein Blick schweift über die weite, sanftgeschwungene Landschaft, die in der goldenen Abenddämmerung liegt.

Die Klarheit und Stille des Bergsees erfüllt mich mit tiefem Frieden. Ich bin wunschlos glücklich und zufrieden.

MONDLICHTSPAZIERGANG

In meiner Vorstellung lasse ich Bilder wie im Tagtraum auftauchen.

An einem klaren, kalten Winterabend mache ich einen Spaziergang im Mondschein. Es ist vollkommen still und friedlich.

Mit ruhigem, festem Schritt wandere ich durch eine von Raureif bedeckte Wiesenlandschaft, die im silbernen Mondlicht schimmert.

Die tiefe Stille dieses klaren Abends erfüllt mich mit Frieden, und ich spüre meine eigene Kraft und Wärme.

Mit jedem Ausatmen bildet sich ein weiß dampfender Lufthauch.

Ich blicke hinauf zum nachtblauen Sternenhimmel in seiner klaren Weite und betrachte die unzähligen, leuchtenden Sterne.

Einzelne Sterne blitzen besonders hell auf, und ich erkenne einige Sternbilder.

Mein Blick schweift weiter, über die silbrigweiß schimmernden Wiesen.

Die Grashalme zu meinen Füßen sind von einem weißen Hauch Raureif überzogen, der im Mondschein funkelt.

Von der Schönheit dieses Glitzerns angezogen, neige ich mich hinab, um es genauer anschauen zu können.

Die Raureifkristalle sind so winzig, dass sie mit bloßem Auge nicht zu erkennen sind, aber sie blitzen hell wie feinste Diamanten.

Fasziniert betrachte ich die aufblitzenden Grashalme, Blätter und Pflanzen, deren Schönheit mit dem nachtblauen Sternenhimmel harmoniert.

Schließlich mache ich mich wieder auf den Rückweg, zurück durch die im Mondlicht funkelnden Wiesen.

Die Klarheit und Stille dieses Abends erfüllen mich.

LICHTDURCHSTRAHLTER WASSERFALL

Ich träume vor mich hin und lasse wunderschöne Bilder auftauchen.

Ich stelle mir vor, in einem funkelnden Wasserfall aus flüssigem Licht zu baden.

In Gedanken strecke ich mich dieser Dusche aus gleißendem Sonnenlicht entgegen und atme tief durch.

Ich öffne mich dem reinigenden, heilenden Licht.

Mit jeder Faser nehme ich es in mich auf, wie eine Blüte, die sich vom Sonnenlicht durchstrahlen lässt.

Diese leuchtende Lebensenergie durchflutet mich.

Alle Probleme, alles Störende wird von mir abgespült, das sonnige Leuchten durchfließt jede Zelle meines Körpers, und ich fühle mich wunderbar frisch und gereinigt.

Mein Geist ist ruhig und klar.

Ich bin erfüllt von leuchtender, sonniger Lebensenergie.

Mein Körper ist gesund und von Frieden erfüllt.

Dieser Frieden umhüllt mich wie ein Kokon aus duftendem, weißem Balsam.

Ich genieße, mich zu spüren. Einfach nur da zu sein.

Und lasse mich noch tiefer in mich selbst hineinsinken.

Ich ruhe in mir wie in einer friedlichen Oase.

Umgang mit nächtlichen Wachphasen

Mit diesen schönen Einschlafmeditationen schließen wir das Repertoire der schlaffördernden Methoden ab. Aus diesem Fundus können Sie nun schöpfen und sich auch für nächtliche Wachphasen Ihre Lieblingsmethoden zusammenstellen.

Um diese Wachphasen, die immer wieder einmal auftreten können, zu entschärfen und bald wieder in ruhigen Schlummer versinken zu können (oder – falls nicht – sich durch tiefe Entspannung zu regenerieren), lassen sich vor allem die folgenden Methoden gut kombinieren:

- Wenn Sie nachts aufwachen und zunächst nicht wieder einschlafen können, **entzünden Sie sanftes Kerzenlicht und lassen Sie, wenn Sie mögen, leise, entspannende Musik** abspielen.

- Vielleicht möchten Sie auftauchende Gedanken, Traumfetzen oder Sorgen in Ihr **Nachtgedankenbuch** eintragen.

- **Lesen** Sie im Kerzenschein oder im sanften Licht einer orangefarbenen Salzkristall-Lampe eine Weile in einem leichten, unterhaltsamen Text, bis Ihre Augen ermüden und Sie wieder ganz schläfrig werden. Wie bereits erwähnt, sollten Sie keinesfalls helleres Licht machen, denn nur bei Dämmerlicht wird Melatonin produziert.
  Falls Sie sich fragen: bei Kerzenschein – leiden dann nicht die Augen? Nein – es ist eine wissenschaftlich überholte These, dass die Sehkraft bei schwachem Licht »leidet« oder sich verschlechtern könnte, die Augen werden allenfalls ein wenig angestrengt, und das ist geradezu wünschenswert, um besser wieder einzuschlafen!

- Vielleicht möchten Sie die leise Entspannungsmusik durch eine **Schlaf-CD (eventuell im Repeat-Modus)** oder durch eine Aufzeichnung mit **Einschlafmeditationen** ersetzen.

- Wenn Sie das Licht wieder löschen, wenden Sie die **Kognitive Therapie** an: Schließen Sie innerlich Frieden mit der Situation, jetzt wachzuliegen. Sorgen Sie sich nicht, sondern richten Sie sich gezielt auf freundliche und friedliche Gedanken aus.

- Praktizieren Sie im Bett liegend das **Autogene Training** oder die **Jacobson-Entspannung.**

- Zusätzlich zu den leisen Klängen können Sie eine oder mehrere **Atem-Affirmationen** praktizieren, die Ihren Geist noch weiter entspannen und Sie sanft und monoton in den Schlaf wiegen.

Achten Sie nachts bitte immer darauf, kein helles Licht anzuschalten, das Sie wach macht, sondern zünden Sie lieber eine angenehm duftende Aromakerze an.

Ihre Wachliegephasen sollten immer integrierte und angenehme Zeiten für Sie sein!

In Ihrem Schlafraum sollten Sie dafür bereithalten:

(Duft-)Kerze und Feuerzeug;
Ihr Nachtgedankenbuch und Stift;
Entspannungsmusik oder Schlaf-CD (sollten im CD-Player eingelegt sein, Fernbedienung griffbereit);
Buch oder Zeitschrift;
Aufnahme mit einer oder mehreren Einschlafmeditationen.

Unterstützende Therapiemaßnahmen

Es empfiehlt sich, neben der Befolgung der Schlafhygiene-Regeln noch weitere Register zu ziehen, um die von Ihnen angewandten Therapie- und Entspannungsmaßnahmen zu fördern. Die folgenden Hilfsmittel wurden ausführlich in den jeweiligen Kapiteln beschrieben.

- Bei Bedarf Einnahme unterstützender Mittel: Johanniskraut, Baldrian, Hopfen; Vitamin B3, B6, B12; Magnesium; homöopathische Mittel; Bachblüten.

- Lichttherapie.

- Natürliche ätherische Öle zur Entspannung, zum Beispiel Lavendel, Bergamotte, Rosenöl, Vanille, Mandarine, Sandelholz.

- Nahrungsmittel, die die Schlaf-Chemie fördern – Schlummermahlzeiten, »Betthupferl« oder ein Schlummertrunk –, beeinflussen die Schlaf-Chemie grundsätzlich positiv.

- Bei therapieresistenten Schlafstörungen zeitweise Einnahme von *L-Tryptophan* oder *Melatonin* unter ärztlicher Kontrolle, als Notfallplan und zur Dekonditionierung vorhandener, gravierender Schlafstörungen.

Kombination der schlaffördernden Methoden

Da die Ursachen der Schlafstörungen oft sehr komplex sind, sollte die Behebung dieser Störungen ebenfalls auf komplexe Weise erfolgen. Gute Ergebnisse erzielen Sie vor allem durch die Kombination und ganzheitliche Anwendung der Methoden. Je nach der individuell erforderlichen Wirkung suchen Sie sich die zu Ihnen passenden Lieblingsmethoden aus, doch setzen Sie auch einmal andere Verfahren ein und experimentieren Sie damit, bevor sich Ihre konkrete und längerfristige Methodik herauskristallisiert.

Beispiel für eine Kombination der Methoden:

- Ein regelmäßiger Abendspaziergang;

- tägliche Einnahme von hochdosiertem Johanniskraut und hochdosiertem Baldrian;

- abends ein homöopathisches Mittel – zum Beispiel Coffea D4;

- persönliches Krisenmanagement mit abendlicher Bilanz, schriftlich, für 5 Minuten;

- vor dem Zubettgehen ein großer heißer, süßer Kakao;

- ein schön gestalteter, gemütlicher Schlafraum mit angenehmem Duft und leiser Entspannungsmusik;

- Einschlaf-Yoga mit den Yoga-Dehnungen im Bett;

- danach eine Einschlafmeditation vom Band.

Nach einem besonders stressigen, aufregenden Tag:

- Auflösung von Ärger und Aggression über die Atementspannung »Holzfällerschwung«;

- dann ein entspannendes Bad bei Kerzenschein mit duftenden Aromaölen;

- ein großer heißer Kakao mit Honig vor dem Schlafengehen;

- im Bett sitzend noch einige Minuten mentales Training mit der idealen Selbstvisualisierung und der gelassenen Begegnung mit der Konfliktperson;

- dann strecken Sie sich gemütlich aus und praktizieren die Entspannung nach *Jacobson*;

- anschließend lassen Sie sich mit einer Atem-Affirmation in immer tieferen Frieden sinken, untermalt von einer Schlaf-CD in Repeat-Modus.

Wellness-Abend zur Körper- und Seelenpflege:

- Schriftliche Tagesbilanz / Erfolgsbilanz mit kleiner Belohnung;

- Entspannungsatmung im Kugelsitz;

- heißes Fußbad mit Aromaölen;

- Ihr Schlafzimmer ist mit Kerzenlicht, Duft und Entspannungsmusik gemütlich vorbereitet;

- Sie haben sich einen beruhigenden Kräutertee mitgebracht;

- tragen die aktuellen Sorgen oder Grübeleien ins Nachtgedankenbuch ein;

- dann noch ein bisschen lesen;

- schließlich praktizieren Sie im Bett liegend das *Autogene Training*

- und lauschen schließlich den Einschlafmeditationen vom Band.

Probieren Sie aus, welche Methoden und Kombinationen Ihnen besonders liegen, welche für Sie gut und angenehm wirken, und kombinieren Sie Ihre schlaffördernden Methoden kreativ und maßgeschneidert. Die Auswirkungen dieser Methoden werden Ihre Lebensqualität übrigens auch tagsüber sehr verbessern!

Ihr Schlaftherapie-Plan

Ihre konkreten Verhaltensänderungen und Schlafförderungsmethoden

Jetzt können Sie mit der Planung der Verhaltensänderungen und der Methoden beginnen, die Sie einsetzen möchten, und einen konkreten und detaillierten Plan erstellen, **Ihren persönlichen Schlaftherapie-Plan.**

Gehen Sie dabei von der **Auswertung Ihres dreiwöchigen Schlaftagebuchs** aus.

Erscheint es sinnvoll, eine Schlafkompression auf 5–7 Stunden Schlafdauer vorzunehmen? Wenn ja, tragen Sie den genauen Zeitrahmen, den Sie für sinnvoll halten, in Ihren Schlaftherapie-Plan ein, also die Zeit des Zubettgehens und die Zeit des Aufstehens, mit einem Spielraum von höchstens 30 Minuten. Halten Sie sich dann genau an die geplanten Zubettgeh- und Aufstehzeiten und an die Regeln der Schlafrestriktion.

Ergänzen Sie Ihre Planung um die Punkte, die Sie für sich als **Stör-faktoren identifizieren** konnten (zum Beispiel Einnicken am Abend vor dem Fernseher; Genuss von Kaffee oder Alkohol; abendliche Online-Spiele oder ähnliches). Planen Sie dabei präzise, statt nur vage aufzulisten: »Ich werde in Zukunft weniger Alkohol trinken«, formulieren Sie eher: »Ich werde nur noch an 2 Abenden pro Woche maximal 2 Gläser Wein trinken.«

Planen Sie nach der Auswertung Ihres Schlaftagebuchs Ihre Schlaf-zeiten ganz konkret, eventuell mit **Schlafzeitverkürzung** und eventuell in Kombination mit einem **Mittags- oder Nachmittagsschlaf.**

● Falls Sie zum Beispiel das **Mentale Training** oder **das persönliche Krisenmanagement** durchführen möchten, planen Sie auch dafür einen täglichen Zeitrahmen ein. Das brauchen nur wenige Minuten zu sein, aber **die Zeit dafür muss konkret festgelegt sein.**

● **Tragen Sie in Ihren Schlaftherapie-Plan genau ein, welche schlaffördernden Methoden Sie insgesamt einsetzen möchten,** beispielsweise die tägliche Einnahme von Johanniskraut, Baldrian und Avena sativa D3, die Anwendung bestimmter (welcher?) Schlafhygieneregeln, Ihre tägliche Entspannungstechnik, entspannende Abendrituale, Schlaf-CD, Schlafyoga, Schlummertrunk oder »Betthupferl«, Bettlektüre. Schreiben Sie stichwortartig auf, welche Aspekte der *Kognitiven Therapie* Ihnen sinnvoll erscheinen, notieren Sie Ihre favorisierten Atemaffirmationen und legen Sie das Nachtgedankenbuch mit Stift neben Ihr Bett. Halten Sie alle benötigten Materialien und Utensilien bereit, kopieren Sie sich Texte (zum Beispiel *Selbstvisualisierung* oder das *mentale Training*, nehmen Sie sich Meditationen auf Band oder CD auf etc.).

● **Wichtig:** Planen Sie, welche der Methoden Sie auch in Ihren **Wachliegephasen** einsetzen werden, und legen Sie die Materialien dafür griffbereit.

- Notieren Sie den **Termin**, an dem Sie mit Ihrem persönlichen Schlafprogramm beginnen.

- Rechnen Sie bitte nicht mit schnellen Erfolgen, sondern gehen Sie das Thema mit etwas **Geduld** an und planen Sie für sich eine Veränderungsphase von 3 Monaten ein.

- **Führen Sie dann am besten nochmals für eine Weile Ihr Schlaftagebuch und vergleichen Sie diese Werte mit den Ausgangswerten.** Nach circa 3–4 Wochen konsequenter Anwendung Ihrer Planungsliste werden Sie sicherlich eine Verbesserung Ihrer Ein- und Durchschlaffähigkeit feststellen. Falls Sie eine Schlafrestriktion durchführen, können Sie nach der Stabilisierung der Schlafeffizienz Ihre Bettliegezeit um 15–30 Minuten verlängern.

Wenn Sie mit Schlafentzug bzw. Schlafrestriktion arbeiten, rechnen Sie damit, dass die ersten Wochen etwas anstrengend werden könnten. Besprechen Sie mit den Menschen in Ihrer Umgebung, wie diese Sie unterstützen können. Beachten Sie auch, dass der durch eine Schlafkompression erzeugte Schlafdruck Ihre Verkehrstüchtigkeit kurzfristig beeinträchtigen könnte. Bei einer Schlafrestriktion ist die Konsequenz von entscheidender Bedeutung für den Erfolg, halten Sie also konsequent durch, denn häufig reicht leider schon ein einmaliges Ausschlafen am Wochenende, um den gerade stabilisierten Schlaf-Wach-Rhythmus wieder aus dem Takt zu bringen.

Geduld und Gelassenheit sollten Ihre wichtigsten Tugenden während Ihrer Selbsttherapie sein. Denn trotz großer Konsequenz in der Methodik erleben die meisten Schlafgestörten von Zeit zu Zeit einen Rückfall. Plötzlich kommt es wieder zu schlaflosen Phasen, worauf man allzu leicht entmutigt denkt: »Jetzt geht alles wieder von vorne los« und: »Es war alles umsonst.« Solche **Rückfälle sind aber völlig normal!** Auch gute Schläfer haben Zeiten, in denen sie überhaupt nicht gut schlafen. Als »Patient« mit Schlafstörungen haben Sie halt eine Art Schwachstelle im Schlaf-Wach-System, so dass es bei Ihnen unter Stress, Belastung, Krankheit und bei Unregelmäßigkeiten des Schlafrhythmus häufig erneut zu Schlafstörungen kommt (zum Beispiel in der Zeit nach Silvester, nach Fernflügen, Urlaub usw.) oder bei Stressfaktoren (zum Beispiel bei Beziehungskrisen oder Belastung im Job).

Wenn Sie solch einen Rückfall erleben, sollten Sie alles tun, um die früheren schlafstörenden Verhaltensgewohnheiten zu vermeiden. **Je konsequenter Sie dann weiterhin Ihre Planungsliste anwenden, desto eher wird sich Ihr Schlaf wieder stabilisieren.** Bedenken Sie, dass andere Menschen vielleicht andere Schwachstellen haben – Herzprobleme, Magengeschwüre, Blasenentzündungen, Diabetes oder sonstige Handikaps. Damit verglichen sind Schlafstörungen langfristig gesehen meist viel einfacher zu heilen!

Gönnen Sie sich also etwas Zeit, bis die von Ihnen ausgewählten Methoden ihre volle und wohltuende Wirkung auf Ihren Schlaf entfalten. Die positiven Auswirkungen werden bereits in den ersten Wochen der Anwendung zunehmen, wenn auch zunächst vielleicht noch etwas unregelmäßig. Während dieser Übergangszeit ist es hilfreich, alle schlaflosen Phasen mit Ihren Lieblingsmethoden, beispielsweise mit tiefer bewusster Körperentspannung, schönen positiven Bildern (eventuell mit wiederholtem Abspielen von *Bildmeditationen*) zu genießen.

Gerade im Zustand tiefer Entspannung und positiver geistiger Verfassung erholt sich Ihr Organismus und regeneriert sich, selbst wenn Sie nicht schlafen.

Ihre wichtigste Grundregel lautet, während Ihrer Wachphasen in einer positiven und entspannten seelischen Verfassung zu bleiben. Ihre geistige Ausrichtung darauf, einfach nur zu SEIN, sich körperlich und geistig zu entspannen und sich selbst, das eigene Dasein zu genießen, wird Ihnen tiefe innere Ruhe und Regeneration ermöglichen.

In diesem Sinne –

SCHLAFEN SIE GUT! :-)

Kontakte / Beratung / Adressen

Selbsthilfegruppen
Selbsthilfegruppen können eine Unterstützung für Menschen mit Schlafstörungen darstellen. Neben der Erfahrung, mit der Krankheit nicht alleine dazustehen, bieten sie vor allem die Möglichkeit, durch Erfahrungsaustausch und Informationsvermittlung ein Stück Selbstkontrolle und Selbstverantwortung für die oft unkontrollierbar erscheinende Krankheit zurückzugewinnen. **Selbsthilfegruppen zum Thema Schlafstörungen** finden Sie in Ihrer Umgebung unter dem Link:
http://www.initiative-gesunder-schlaf.de/links/Selbsthilfegruppen/.

Ansprechpartner für krankheitsbedingte Schlafstörungen:

Verein	Adresse
Deutsche Narkolepsie-Gesellschaft e.V. www.dng-ev.de	34131 Kassel Wilhelmshöher Allee 286 Tel.: 0561/40090704
Verein Schlafapnoe e.V. www.Schlafapnoe-online.de	42349 Wuppertal Am Burgholz 6 Pressesprecherin Anne Bertram Tel.: 0202/408917
Bundesverband Schlafapnoe Deutschland BSD e.V. www.bsd-web.de	58099 Hagen Kettelerstraße 54 Sprecher: Siegward H. Grahner Tel.: 02331/66780
VDK: Fachverband Schlafapnoe/ Chronische Schlafstörungen www.VDK-schlafapnoe.de	53175 Bonn Wurzerstraße 4a Tel.: 0228/82093-0
Selbsthilfe Unruhige Beine e.V. www.rls-unruhige-beine.de	49525 Lengerich Mühlenesch 23 Tel. 05481/ 847 5713

Deutsche Gesellschaft für Schlafforschung und Schlafmedizin:

Die Deutsche Gesellschaft für Schlafforschung und Schlafmedizin e.V. (*DGSM*) wurde 1992 gegründet. Auf den Internetseiten der DGSM (www.dgsm.de) finden sich sowohl Informationen für betroffene Patienten und interessierte Laien als auch für interessierte Ärzte/Therapeuten und Schlafmediziner. Außerdem finden Sie dort eine Liste mit den von der DGSM gemäß ihren Kriterien anerkannten Schlafmedizinischen Zentren.
DGSM-Geschäftsstelle, Birgit Tonn-Wilde, Schimmelpfengstraße, 34613 Schwalmstadt-Treysa.

Beratung

Die Autoren von **www.schlafgestoert.de** bieten im Rahmen ihrer Tätigkeit am Universitätsklinikum Münster (Klinik und Poliklinik für Neurologie, Dir. Prof. Dr. Ringelstein) eine regelmäßige **Schlafsprechstunde** an. Es handelt sich meistens um zwei ambulante Gesprächstermine, bei denen versucht wird Folgendes abzuklären: Welche individuellen Ursachen hat die vorliegende Schlafstörung:

● Sind weitergehende diagnostische Untersuchungen notwendig?

● Welche therapeutischen Möglichkeiten sind im individuellen Fall möglich?

● Was kann der Patient selber tun, um seine Schlafstörung zu verbessern?

Die Schlafsprechstunde (Adresse umseitig) findet jeweils vormittags statt. Anmeldung und Terminvergabe für den Ersttermin unter Tel.: 0251/8348016.
Weitere Angaben finden Sie auch im Internet unter www.ukm-Neurologie-Schlafmedizin.de.

Da auch andere Schlafmedizinische Zentren über entsprechende ambulante Schlafsprechstunden verfügen, sollten Patienten, die nicht aus dem Umkreis von Münster kommen, sich zunächst anhand der Liste der anerkannten Schlafmedizinischen Zentren der DGSM erkundigen, ob und wo sich in ihrer Nähe eine entsprechende Möglichkeit befindet.

Das »Münsteraner Schlaftraining«

Das *Münsteraner Schlaftraining* ist eine standardisierte und wissenschaftlich überprüfte Methode zur nichtmedikamentösen Behandlung von Schlafstörungen. Hauptbestandteil des Schlaftrainings ist die Schlafrestriktionsmethode. In Verhaltenstherapie ausgebildete Psychologische Psychotherapeuten können sich anhand des Therapiemanuals *Schlaftraining: Ein Therapiemanual zur Behandlung von Schlafstörungen* (Hogrefe-Verlag) die für die Durchführung notwendigen Kenntnisse erarbeiten.

Patienten, die an dem Schlaftraining teilnehmen wollen, können sich in Münster an folgende Adressen wenden beziehungsweise dort weitere Kontaktadressen in ihrer Umgebung erhalten:

Schlafsprechstunde der
Klinik und Poliklinik für Neurologie
Universitätsklinikum Münster
Albert-Schweitzer-Straße 33
48149 Münster
Anmeldung: 0251/8348016

Psychotherapeutische Praxis
Dipl. Psych. Ewald-Cloer/Dipl. Psych. Dr. Paterok
Prinzipalmarkt 30/31
48143 Münster
Anmeldung: Tel.: 0251/518709
www.ppec.de

221

Dank

Abschließend möchte ich mich noch ganz herzlich bei denjenigen bedanken, die zum Gelingen dieses Textes beigetragen haben. Allen voran danke ich Andreas Klaus für seine konstruktiven Ratschläge, für seine Geduld und für die kompetenten und inspirierenden Anregungen, die den Text sprachlich und inhaltlich bereichert haben. Meinen vielen lieben Kursteilnehmern der letzten Jahre danke ich an dieser Stelle von Herzen für die Bereitwilligkeit, noch unbekannte und teilweise ungewöhnliche Methoden zur Therapie ihrer Schlafstörungen zu erproben und durch ihr Feedback deren Wirksamkeit zu verbessern. Meinem lieben Freund Martin Conradi möchte ich herzlich für seine künstlerischen Zeichnungen danken, die den Inhalt verdeutlicht und den Text bereichert und verschönert haben. Schließlich gilt mein besonderer Dank auch Lena und Kristian, die den Anstoß gegeben haben, überhaupt an diesem Thema zu arbeiten.

Literatur

Amara, S. G./Kuhar, M. J.: *Neurotransmitter transporters, recent progress.* Annu. Rev. Neurosci. 16 (1993), S. 73-93.

Angst, J./ Gastpar, M.: *Depression - Schlaf - Traum. Neue Ergebnisse aus Forschung und Praxis.* Zürich 1987.

Clarenbach, P./ Klotz, U./ Koella, W. P./ Rudolf, G. A. E.: *Schering Lexikon Schlafmedizin.* München 1993.

Dressing, H./Riemann, D.: Diagnostik und Therapie von Schlafstörungen. Stuttgart - Jena 1994.

Hobson, J. Allan: *Schlaf - Gehirnaktivität im Ruhestand.* Heidelberg 1990.

Hochban, Walter: *Das obstruktive Schlafapnoesyndrom. Diagnostik und Therapie.* Berlin/ Wien,1995.

Julien, Robert M.: *A primer of drug action - a concise and nontechnical guide to the actions, uses, and side effects of psychoactive drugs.* New York 2001.

Kemper, Johannes/Zulley, Jürgen: *Gestörter Schlaf im Alter.* Wiesbaden 1994.

Ludwig, Verena: *Neurobiopsychologische Analyse des Angstverhaltens im Modell der Ratte: Auswirkung serotonerger Manipulationen.* Marburg 2007.

Lund, Reimer/Clarenbach, P.: *Schlafstörungen - Klassifikation und Behandlung.* München 1992.

Mipham, Sakyong: *Den Alltag erleuchten.* München 2007.

Müller, Tilmann/Paterok, Beate: *Schlaftraining. Ein Therapiemanual zur Behandlung von Schlafstörungen.* Göttingen, Bern, Toronto, Seattle 1999.

Ohm, Dietmar: *Stressfrei durch Progressive Relaxation nach Jacobson.* Stuttgart 2003.

Peter, J. H./Penzel, T./Cassel, W./Wichert, P. von: *Schlaf - Atmung – Kreislauf.* Berlin 1993.

Schenk, Christoph: *Bewußtsein und Schlaf.* Göttingen 1996.

Schultz, Johannes Heinrich: *Das autogene Training: Konzentrative Selbstentspannung.* Stuttgart 2003.

Schulz, H.: *Kompendium Schlafmedizin. Ausbildung - Klinik – Praxis.* Landsberg 1997.

Servan-Schreiber, David: *Das Anti-Krebs-Buch.* München 2008.

Sleep Medicine, *Vol.6.* Amsterdam 2005, S. 18 ff.

Stangl, Werner: *Arbeitsblätter.* Linz 2002, S. 14 ff.

Sturm, A./Clarenbach, P.: *Schlafstörungen Checkliste.* Stuttgart 1997.

Wallner, Franz: *Automatische Schlafanalyse. Auswertung polysomnographischer Parameter.* Regensburg 1996.

Weeß, Hans Günther: *Leistungserfassung beim obstruktiven Schlaf-Apnoe-Syndrom.* Regensburg 1996.